Dr. med. Stephan Heinrich Nolte

Alles halb so schlimm

Dr. med. Stephan Heinrich Nolte

Alles halb so schlimm

Die häufigsten Fragen an den Kinderarzt und überraschend einfache Antworten

Kösel

Sollte diese Publikation Links auf Webseiten Dritter enthalten, so übernehmen wir für deren Inhalte keine Haftung, da wir uns diese nicht zu eigen machen, sondern lediglich auf deren Stand zum Zeitpunkt der Erstveröffentlichung verweisen.

MIX
Papier aus verantwortungsvollen Quellen
FSC® C083411
FSC www.fsc.org

Verlagsgruppe Random House FSC® N001967

Das FSC-zertifizierte Papier *Munken Premium* für dieses Buch liefert Arctic Paper Munkedals AB, Schweden.

Neumarkter Straße 28, 81673 München
Umschlag: Weiss Werkstatt München
Umschlagmotiv: © shutterstock/Virinaflora | BildNR. 354118979
Außenlektorat: Ralf Lay, Mönchengladbach
Druck und Bindung: CPI books GmbH, Leck
Printed in Germany
ISBN 978-3-466-31091-3
www.koesel.de

Dieses Buch ist auch als E-Book erhältlich.

Tene mensuram et respice finem.
Halte Maß, und bedenke die Folgen.
Kaiser Maximilian I. (1493–1519)

Auch gar nichts zu verschreiben
ist zuweilen eine vortreffliche Arznei.
Hippokrates von Kos (460 bis etwa 377 v. Chr.)

Inhalt

Kapitel 1
Vom Kranksein und Gesundwerden

Was ist eigentlich Gesundheit, wenn Krankheit das Gegenteil von Gesundheit ist? Gesundheit wird manchmal als Abwesenheit von Krankheit definiert, sozusagen als Ausschlussdiagnose, während die Weltgesundheitsorganisation WHO Gesundheit als vollkommenes körperliches, geistiges und soziales Wohlbefinden definiert und nicht allein als das Fehlen von Krankheit und Gebrechen. Das ist wohl ein paradiesischer und damit auf Erden unerreichbarer Zustand.

Gesundheit lässt sich nicht beweisen. Mein Vater pflegte mir das so zu erklären: Wenn ich über ein Feld schaue und einen Hasen sehe, dann kann ich sagen: »Da ist ein Hase.« Sehe ich keinen Hasen, kann ich nicht behaupten, da sei keiner – denn im nächsten Moment kann einer aufspringen. Ich kann nur feststellen, dass ich derzeit keinen Hasen sehe. Ebenso verhält es sich mit Krankheit: Ich kann feststellen, dass ein Patient derzeit gesund erscheint, aber ich kann nicht behaupten, dass er gesund ist. Das weiß ich nicht und kann es auch mit allen diagnostischen Mitteln nicht beweisen.

Gesundheit lässt sich nicht herstellen und nicht erkaufen

Selbst der beste Arzt kann nur helfen, die Voraussetzungen zur Gesundung oder Erhaltung der Gesundheit zu verbessern, nicht aber Gesundheit erschaffen. Entgegen den landläufigen Vorstellungen sind weder Ärzte noch andere Menschen, die sich mit Heilkunst beschäftigen, Heiler. Sie alle können nur dazu beitragen, dem Organismus zur Selbstheilung zu verhelfen, indem sie günstige Heilungsverhältnisse schaffen oder Hindernisse beseitigen, die der Heilung im Wege stehen. Wenn zum Beispiel ein Kind gegen eine Tür läuft und eine Platzwunde an der Stirn hat, ist alles, was der Wundversorger leisten kann, die Wunde zu reinigen, Fremdkörper, etwa Holzsplitter, ebenso wie abgestorbene Gewebeteile zu entfernen, die Wundränder zu adaptieren, so die Wunde durch Naht oder Gewebekleber zu verschließen und dann – die Wundheilung abzuwarten und Voraussetzungen zu schaffen, dass sie nicht erneut aufgeht und sauber bleibt.

Auch wenn wir alles Vermeintliche für die Gesundheit tun und viel Geld für das Gesundheitswesen ausgeben, können wir daraus keinen Anspruch auf Gesundheit ableiten, denn Gesundheit kann man nicht kaufen, schon gar nicht mit Technik und mit Medikamenten. Sie ist auch keine Handelsware, nicht bezahlbar und schon gar nicht einklagbar. Gesundheit ist eine Gabe, sie geschieht. Eine Krankenversicherung ist trotz des verbreiteten neuen Namens »Gesundheitskasse« keine Versicherung der Gesundheit, sondern eine Absicherung im Krankheitsfall. Wir können zwar viel, sehr viel für unsere Gesundheit tun, sie aber auch mit allen erdenklichen Maßnahmen nicht erkaufen. An der Diskrepanz zwischen dem allgemeinen Gesundheitszustand und den ständig steigenden Kosten unseres Gesundheitswesens lässt sich das leicht aufzeigen. Und wenn wir noch mehr Geld hineinstecken, wird sich der allgemeine

Gesundheitszustand nicht zwangsläufig verbessern, sondern vor allem die Gesundheitsindustrie unterhalten, einen der wichtigsten Erwerbszweige, in den inzwischen mehr als 11 Prozent des Bruttoinlandsprodukts fließen. Denn alles, was man im Namen der Gesundheit unternimmt, wird zunächst einmal positiv gesehen – ungeachtet aller ökonomischer und ökologischer Bedenken.

Das Symptom ist nicht die Krankheit

Wenn wir uns mit kranken Menschen beschäftigen, lautet die erste Frage, was denn das zu Heilende ist. Das zu Heilende ist nämlich nicht unbedingt das Symptom, also das Fieber oder der Husten. Beide sind nur die erkennbaren Krankheitszeichen, aber nicht die Krankheit selbst. Wenn eine Alarmglocke schrillt oder ein rotes Warnlicht aufleuchtet, kann ich versuchen, den Alarm durch Abstellen der Stromzufuhr zur Glocke oder zum Warnlicht zu beenden – oder aber nach der Ursache des Alarms suchen. Hat analog diesem Beispiel ein Kind Fieber, geht es nicht darum, die Temperatur zu senken, sondern nach dem eigentlichen Grund für das Fieber zu schauen. Falls sich dann herausstellen sollte, dass es wohl ein Fehlalarm war, kann ich immer noch das Fieber senken, also den Alarm abstellen, wenn es notwendig ist. Auf allen Intensivstationen der Welt ist dasselbe Phänomen zu beobachten: Wenn der Monitor alarmiert, wird nicht auf den Patienten, sondern als Erstes auf den Monitor geschaut – und dann erst der Zustand des Patienten überprüft. Auch nach jahrelangen Schulungen und Fortbildungen gilt diese Beobachtung weiterhin, und Patienten werden bei vollem Bewusstsein »wiederbelebt«, weil der Monitor »Herzstillstand« anzeigt. Über die wirklichen Alarmzeichen werden wir noch sprechen.

Wenn die Frage, was das zu Behandelnde ist, in etwa geklärt wurde, muss sich zwangsläufig die weitere Frage stellen, warum sich das zu Behandelnde nicht selbst heilt. Denn Heilung kommt immer »von innen«, durch die Selbstheilungs- oder Lebenskraft. Hier sind zwei Faktoren von Bedeutung: Der eine ist die Zeit, der andere Faktor sind die Hindernisse, die einer Heilung im Wege stehen.

Zeitmangel und andere Heilungshindernisse

Eines der großen Probleme »unserer Zeit« ist eben, dass wir keine Zeit haben. Denn Zeit ist Geld, und Geld ist Macht, alles dreht sich ums Geld – und damit ist Zeit ein knappes Gut. Das Erste, was Heilung benötigt, ist Zeit, gute Zeit. Wenn wir alle Zeit der Welt hätten, würde uns Krankheit – die eigene und die unserer Kinder – nicht so aus der Bahn werfen: Was heute nicht kommt, kommt morgen. Krankheit erzwingt sich ihre Zeit und aktiviert damit Ressourcen, von denen wir gar nicht wussten, dass es sie überhaupt gibt. Dies ist eine der wichtigsten Botschaften von Krankheiten, gerade bei Kindern: Ich brauche Zeit, signalisiert das kranke Kind. Und je weniger Zeit ich bekomme, umso mehr hole ich sie mir, erzwinge sie mir.

Außer Zeitmangel gibt es aber noch vielfältige andere Heilungshindernisse auf allen Ebenen: der körperlichen, der geistigen, der emotionalen und der sozialen. Hier stellt sich die Frage nach den Ursachen ausbleibender Heilung. An einem einfachen, aber typischen Beispiel soll dies erläutert werden. Ein dreijähriges Kind hat nach dem ersten halben Jahr im Kindergarten mit verschiedenen Infekten der oberen Atemwege und monatelang laufender Nase plötzlich heftige Ohrenschmerzen. Der Arzt diagnostiziert eine Mittelohrentzündung und verschreibt Schmerzmittel und ein Antibiotikum. Tatsächlich geht das Fieber weg, auch die Schmerzen bessern sich, aber das Kind hört schlecht. Nach zwei Wochen hat es wieder Fieber und Ohrenschmerzen, bekommt erneut ein Antibiotikum – und nach weiteren zehn Tagen wiederholt sich das Spiel.

In diesem alltäglichen Fall lassen sich verschiedene mögliche Formen von Heilungshindernissen durchdenken. Das erste Heilungshindernis ist der Kindergarten selbst: viele Kinder mit vielen Krankheiten und die dadurch bedingten ständigen Neuinfektionen (Infektanfälligkeit, siehe Seite 176), die zu einer lymphatischen Überreaktion führen. Dazu kommen die allgemein ungesunde Atmosphäre überhitzter Räume, lauter Umgebung und die unzureichende Bewegung an der frischen Luft (in sogenannten Waldkindergärten ist der Gesundheitszustand der Kinder generell viel besser).

Als Ursache der Mittelohrentzündung (siehe Seite 168) ist eine Belüftungsstörung des Mittelohrs mit Sekretstau ein Heilungshindernis, das durch Verbesserung der Belüftungsverhältnisse behoben werden kann, etwa durch konservative Maßnahmen oder, wenn es nicht anders geht, durch die Entfernung der Rachenmandeln mit der Einlage von Paukenröhrchen. Die sich auf dem Nährboden des Schleims vermehrenden ortsansässigen Bakterien können schließlich ein Heilungshindernis werden und eine gezielte antibiotische Behandlung notwendig machen. Durch Rauchen oder anderweitig verschmutzte Luft können die Schleimhäute geschädigt werden – ohne Behebung dieses Heilungshindernisses wird es schwer, gesund zu werden. Schließlich können Kummersituationen und unglückliche Lebensumstände Heilungshindernisse auf der seelischen Ebene sein, an denen das Kind »krankt«. Sie sind ebenso wie Heilungshindernisse auf der sozialen Ebene schwer zu erkennen und noch schwerer zu ändern.

Saluto- oder Pathogenese?

In der Medizin beschäftigen wir uns üblicherweise mit der *Patho*genese, der Entstehung von *Krankheiten*. Wir untersuchen und beforschen die Pathomechanismen, die Bedingungen und Teufelskreise, die zu immer mehr Symptomen und immer mehr Krankheiten führen. Nun *können* diese Teufelskreise entstehen, sie *müssen* es aber nicht. Es kann immer auch Auswege aus der Spirale geben, und das ist ein ganz anderer Ansatz, sich mit Krankheit zu beschäftigen. Das macht die Wissenschaft von der Entstehung von *Gesundheit*, die *Saluto*genese.

Bis heute ist die Medizin bei allen Präventionsbemühungen und Früherkennungsmaßnahmen immer noch eher pathogenetisch orientiert. Die Frage, warum manche Menschen krank werden, andere aber unter ähnlichen Lebensbedingungen nicht, führt zwangsläufig dazu, sich mit Widerstands- und Stärkungskräften zu beschäftigen, eine Denkrichtung, die als »Resilienzforschung« bezeichnet wird.

Krankheit und Kranksein

»Krank oder gesund« ist keine Polarität, nicht etwas, was sich gegenseitig ausschließt. Freilich sind wir als Ärzte genötigt, die Zuschreibung »krank« kategorial anzuwenden, etwa beim »Krankschreiben«. Hier bescheinigen wir lediglich der Gesellschaft gegenüber, dass der Patient Kriterien erfüllt, die ihn zurzeit arbeitsunfähig machen. Wir attestieren, dass er momentan krank ist, sich krank fühlt. Ob er aber eine Krankheit hat oder nicht, hat mit der Krankschreibung nicht viel zu tun. Man kann eine schwere Krankheit haben und trotzdem arbeitsfähig sein.

Bezogen auf das Kind: Wenn ein Kind krank ist, wird der Arzt nicht selten nur aufgesucht, damit er bescheinigt, dass eine Betreuungsperson anwesend sein muss und diese deswegen nicht zur Arbeit gehen kann. Beurteilen kann der Arzt die Betreuungssituation nicht; das ist auch nicht seine Aufgabe. Wie soll er wissen, ob Dritte, etwa die Großmutter oder die Tagesmutter, nicht auch in der Lage wären, nach dem Kind zu schauen – oder der Vater ohnehin frei hat? Deswegen ist es eigentlich unnötig, ein krankes Kind allein wegen einer solchen Bescheinigung dem Arzt vorzustellen. Es führt nur zu unnötigen Arztbesuchen und erzeugt den gefühlten Druck, etwas zu verschreiben. Ich ärgere mich und fühle mich missbraucht, wenn mir in der vollen Sprechstunde ein krankes Kind mit irgendeinem leichten Infekt vorgestellt wird, ich es untersuche und meine Ratschläge gebe, um am Ende zu hören: »Das weiß ich ja alles schon, wir brauchen nur eine Bescheinigung, dass ich bei meinem Kind zu Hause bleiben kann.« Das hätte dann die Mutter bereits bei der Anmeldung am Telefon sagen können!

Der Sinn von Krankheit

Krankheit stört. Sie stört den Kranken, aber auch sein Umfeld. Ein krankes Kind zwingt zum Umorganisieren des Haushalts, der Betreuungssituation, der Arbeit und wird als negativ und belastend wahrgenommen. Nicht selten gibt es Konflikte, wer arbeiten gehen darf und wer beim Kind bleiben muss – oder umgekehrt, wer arbeiten muss und wer beim Kind bleiben darf. Schon an dieser Formulierung ist ein Grundkonflikt auszumachen: Was ist wichtig im Leben, was ist wichtiger? Wer braucht was, und wer braucht wen? Mit dieser Frage sind wir mitten im Konfliktfeld des Lebens an sich.

Heilung ist wie gesagt ein Selbstheilungsprozess, den wir durch geeignete Maßnahmen unterstützen können, vor allem durch das Erkennen und Beseitigen von Heilungshindernissen, niemals aber selbst von außen zu bewerkstelligen vermögen. Etwas weiter gefasst kann damit auch die Entwicklung einer Krankheit selbst als Selbstheilungsversuch, als kleineres Übel, gesehen werden. Mit körperlichen Krankheiten können seelische Verletzungen bewältigt, innere Verluste ausgeglichen oder Konflikte gelöst werden. Diese Selbstheilungsprozesse können gelingen, zu einem erträglichen neuen Gleichgewicht führen, sie können aber auch gründlich danebengehen – genau wie andere, äußere Heilversuche auch.

Auf jeden Fall erhält in dieser Sichtweise eine Erkrankung einen ganz neuen, durchaus positiven Akzent. Eine reine »Anti-Krankheits-Einstellung« in dem Sinne unserer üblichen Anti-Behandlungen – Antibiotika, Antiallergika, Antipyretika und so weiter – ist vielleicht nicht immer der richtige Weg. Ebenso wie bei den vielen anderen »Anti-Mitteln« müssen wir auch unsere »Anti-Krankheits-Sicht« überdenken und eine andere Einstellung finden, die dem Kranken, ob Kind oder Erwachsenen, mehr entgegenkommt.

Krankheit kann als ein Anpassungsversuch verstanden werden, als ein Ausweg in einer Situation, in der verschiedene auseinanderdriftende Ansprüche gestellt werden und erfüllt werden sollen: etwa in einer Kita mit verschiedenen Betreuungspersonen konfrontiert zu werden und damit eine innige Zweierbeziehung mit der Mutter zeitweise aufzugeben. Durch die Krankheit kann sich das Kind den Wunsch zu erfüllen versuchen, wieder bei der Mutter zu sein – auch wenn dieser Wunsch nicht immer aufgeht. Was wir für Krankheit halten, ist oft der Versuch, etwas wiederherzustellen, was verlorengegangen ist. Dazu wird ein Weg gewählt, der möglich, gesellschaftlich akzeptabel und bequem zu sein scheint. Nur wird er häufig misslingen, weil in unserer leistungsorientierten »zeitarmen« Gesellschaft Kranksein nicht sein darf und mit allen erdenklichen Anti-Strategien angegangen wird.

Wenn ich auf meinem Gang durchs Leben Hindernisse vorfinde, »Konflikte« nennen es die Psychologen, muss ich mir überlegen, wie ich mit ihnen umgehe. Kann ich sie überwinden oder irgendwie meiden, oder muss ich an ihnen scheitern? So kann es, um im Bild des Gangs durch das Leben zu bleiben, sein, dass ich mich vor einem Bachlauf befinde, der mir in die Quere kommt. In einem Satz aus dem Stand kann ich ihn nicht überspringen. Ich muss, wenn ich die Lage erkannt habe, ein paar Schritte zurückgehen. Dieses Zurückgehen nennt man in der Sprache der Psychologie »Regression«. Nur wer sich konzentriert, Kräfte sammelt, Anlauf nimmt, kann weit springen. Das Innehalten kostet Zeit, Verzögerung im Lauf der Dinge, so ist der Anlauf auch zunächst ein Rückweg, denn man muss ein paar Schritte zurückgehen, um dann besser, höher und weiter springen zu können.

Ich orientiere mich hiermit und im Folgenden an dem Psychiater und Depressionsforscher Dieter Beck,[1] der vier verschiedene mögliche Bedeutungen von körperlichen Erkrankungen beschreibt, um Krankheit als Anpassungsvorgang zu erklären: Er nennt sie »Ich-Erweiterung«, »Verlustverarbeitung«, »Sühne« und »narzisstische Reparation«.

Krankheit als Ich-Erweiterung: Da das Wort »Bewusstseinserweiterung« heute anders besetzt und ideologisch belastet ist, eignet sich der Begriff »Ich-Erweiterung« oder »Ich-Erfahrung« eher, um einen Selbsterkennungsprozess zu beschreiben, den Krankheit mit sich bringt. Jede Erkrankung führt zu einer gefühlsmäßigen Neuerfahrung des Körpers und seiner Anteile. Das können extrem negative Erfahrungen wie starke Schmerzen und große Angst sein, aber auch die Wahrnehmung körperlicher Empfindungen, von denen man vorher gar nicht wusste, dass es sie überhaupt gibt. Die Einstellung zum Körper als einer immer nur klaglos funktionierenden Maschine kann sich im positiven Fall zugunsten von Achtsamkeit und Umsicht wandeln und einen Raubbau an der eigenen Gesundheit verhindern.

Krankheit als Verlustverarbeitung: Das wurde am Beispiel des Kleinkinds, das in eine Tagesbetreuungseinrichtung geschickt wurde, bereits kurz erwähnt. Statt auf den Verlust seiner Bezugsperson(en) mit Wut, Schreien oder Aggression zu reagieren, wird das Kind krank und kann damit wenigstens vorübergehend den verlorengegangenen Zustand wiederherstellen und seine Bezugspersonen um sich sammeln. Auch diese unbewusste Bewältigungsstrategie ist nicht unbedingt von Erfolg gekrönt. Es kann zum Beispiel mit einem Krankenhausaufenthalt zu noch schwereren Trennungssituationen kommen. So wird die Botschaft, die das Kind mit der Krankheit aussendet, nicht gehört oder missverstanden.

Krankheit als Sühne: Krankheit als Strafe für ein Fehlverhalten ist ein weit verbreitetes Konzept, das uns in vielen religiösen, kulturellen und literarischen Zusammenhängen begegnet, so auch in der Bibel. Der Konflikt zwischen den realen kulturellen und gesellschaftlichen Anforderungen und deren Nichterfüllung oder Zuwiderhandlung liegt häufig bewusst oder unbewusst einer Erkrankung zugrunde. Die Fehlhandlung muss durch Krankheit abgebüßt werden. Buße tun hat einen reinigenden, kathartischen Effekt, der das Weiterleben befreit und erleichtert.

Krankheit als narzisstische Reparation (Wiederherstellung des Ichs): Man wendet sich dem eigenen Körper zu, erlangt Hinwendung und Fürsorge, wie es ein Kind erfährt, und die »Befreiung vom Soll jedes moralischen Anspruchs«[2]. »Zusammen mit infantilen Bedürfnisbefriedigungen und der Entlastung von den Realitätsanforderungen stellt der regressive Prozess einen Versuch dar, das durch Kränkungen verletzte Selbst wieder kohärent zu machen.«[3] Auf der anderen Seite stellen Krankheit und Leiden selbst eine schwere Kränkung dar, unter der das Selbstgefühl sehr leiden kann. Warum gerade ich? Ich lebe doch so gesund und tue alles für meine Gesundheit. Warum muss mir das passieren?

Heilung kommt von innen

Dass Heilung von innen kommt, ist ziemlich kränkend, nicht nur für Ärzte und medizinisches Fachpersonal, auch für Eltern und andere gutmeinende Menschen. Wir sind nicht die großen Heiler, die wir gern sein würden, mit uns zugeschriebenen Heilkräften, die uns erhöhen. »Natura sanat, medicus curat.« (Die Natur heilt, der Arzt doktert herum, etwas liebevoller formuliert: der Arzt bemüht sich, sorgt sich.) Oder in einer anderen, alten Formulierung: »Je le pansais, Dieu le guérit« (Ich habe ihn verbunden, Gott hat ihn geheilt.) Ein Spruch, der dem Feldschergen und Chirurgen Ambroise Paré (1510–1590) zugeschrieben wird. Georg Groddeck (1866–1934), einer der psychosomatischen Vordenker, drückte es so aus: »Niemand soll glauben, und niemand darf es glauben, dass der Arzt den oder jenen geheilt hat. Es steht nicht in seiner Macht. Die Natur heilt, der Arzt behandelt.«[4] Dem Arzt ist eine präsente, begleitende und verstehende Rolle zugedacht.

Aber die Selbstheilungsversuche des Organismus sind nicht immer erfolgreich, sonst gäbe es ja gar keine Krankheit. Oft gehen sie in eine falsche, vielleicht sogar zerstörerische Richtung. Denn der gesunderhaltenden Lebenskraft stehen nur beschränkte Register zur Verfügung, sie hat ja keinen Verstand und handelt blind. Die daraus resultierenden Symptome sind das, was wir als mehr oder weniger belastende Krankheitsanzeichen wahrnehmen, wie Fieber, Husten, Schmerzen, Entzündungen. Aufgabe des Arztes ist es wie gesagt, Heilungsvoraussetzungen zu schaffen oder, andersherum ausgedrückt, Heilungshindernisse zu erkennen, Einsicht dafür zu gewinnen und gemeinsam mit dem Patienten zu versuchen, diese zu beseitigen. Leider liegen sie oft nicht so auf der Hand. Manchmal klärt erst die Zeit, welcher Art die Heilungshindernisse waren. Dabei sind Überraschungen nicht selten. Es ist die Stärke der ambulanten Kinderheilkunde, Verläufe über die Zeit zu verfolgen und damit vielleicht nach Jahren des Rätselns eine Lösung zu erfahren. Oft sind es Familiengeheimnisse, etwa, dass der Vater gar nicht der leibliche Vater ist, die als chronisches Heilungshindernis den Himmel über der Familie verdunkeln.

Auch habe ich immer wieder mal erlebt, dass Menschen mit der Heilung einer Krankheit unglücklicher waren als zuvor und in tiefe Depressionen gefallen sind. So betreute ich einen Jungen mit einem angeborenen Herzfehler, einer Verengung der Aortenklappe, die unmittelbar nach der Geburt festgestellt worden war. Die Eltern suchten sich in verschiedenen Herzzentren Rat und zögerten die notwendige Operation über viele Jahre hinaus. Achtzehn Jahre lebte der Junge glücklich und zufrieden mit wenig Einschränkungen, von den halbjährlichen Kontrollen bei den verschiedenen Herzspezialisten einmal abgesehen. Schließlich, als er ausgewachsen war, war der Eingriff (der Ersatz einer stark verengten Herzklappe) dringlich geworden und wurde erfolgreich und ohne Komplikationen vorgenommen. Jetzt aber, nachdem er körperlich vollständig »repariert« war, wurde er richtig krank, entwickelte verschiedene körperliche Symptome und suchte erneut zahlreiche Spezialisten auf, die letztlich nur bestätigen konnten, dass er nunmehr herzgesund sei. Er wurde antriebsarm, depressiv und konnte seine Ausbildung nicht mehr fortsetzen. Er »funktionierte« nach der »Reparatur« nicht mehr.

Vom Aushalten

Grundsätzlich gibt es im Leben mehrere Wege, ein Problem zu behandeln: Ich kann es angehen, wenn ich es zu ändern vermag. Ich kann es akzeptieren, aushalten, wenn es nicht zu ändern ist. Ich kann versuchen, es zu ignorieren, ihm aus dem Weg zu gehen. Bezogen auf ein gesundheitliches Problem, sollte ich mir ähnliche Gedanken machen. »What can't be cured, must be endured« (Was nicht geheilt werden kann, muss man aushalten.) So kann ich als Erstes überlegen, was möglicherweise passiert, während ich abwarte und beobachte, wie sich die Symptome entwickeln. Wenn ich aber meine, ein Handeln sei notwendig, ist es legitim zu fragen, welche Erfolge man davon erwarten kann, wie gut der Nutzen belegt ist, welche Risiken bestehen und ob die Behandlung überhaupt praktisch durchführbar ist. Die moralische Forderung ist dann in letzter Konsequenz: Was du nicht willst, dass man dir tu, das füg auch keinem anderen zu. Als Arzt kann ich mir die Frage stellen, ob ich diese Behandlung auch für mich selbst oder für meine Kinder, meine Angehörigen empfehlen würde.

Es ist immer leichter zu handeln, als abzuwarten und auszuhalten. Das Handeln an sich hat einen Selbstwert: »Just do it.« So ist unsere ganze Gesellschaft vom Handlungszwang geprägt. Die Bereitschaft nachzuschauen, was wir damit anrichten, ist weit weniger verbreitet. Wir sollten es wagen, infrage zu stellen, ob das alles so sein muss. Das kurze Gedicht von Kurt Marti druckt das sehr treffend aus:

> Wo kämen wir hin,
> wenn alle sagten,
> wo kämen wir hin,
> und niemand ginge,
> um einmal zu schauen,
> wohin man käme,
> wenn man ginge.[5]

Und der renommierte Psychiater Eugen Bleuler schrieb vor hundert Jahren, was noch heute gilt:

> »Wir wissen viel zu wenig, wie manche Krankheiten ohne ärztliche Eingriffe verlaufen, und da wir, soweit wir es wissen, diese Kenntnis in autistischer (das heißt in betriebsblinder) Weise von unseren medizinischen Überlegungen absperren, statt sie zur Basis unserer therapeutischen Handlungen und Forschungen zu machen. Wir verschreiben den Patienten auf Rezepten und den Ärzten in unseren Lehrbüchern eine Menge Mittel, von denen wir nicht wissen, ob sie nötig oder nützlich, ja oft nicht recht, ob sie schädlich sind, und stellen sie häufig nebeneinander, ohne den relativen Wert derselben zu kennen. Und was das Schlimmste ist, wir tun nicht alles Erdenkliche, um aus diesem Zustande herauszukommen … Man solle medizinieren, wo man weiß, dass es nötig oder nützlich

ist, sonst aber nicht, und man sollte zu erforschen suchen, nicht nur welches Mittel besser ist als ein anderes – das muss in Wirklichkeit gelegentlich heißen: welches weniger schadet als ein anderes –, sondern ob überhaupt die Anwendung eines Mittels besser ist, als die Natur machen zu lassen.«[6]

Überdiagnostik: Nicht jedes Wissen ist ein Segen

Vom Handlungszwang ist es kein weiter Weg zur Überdiagnostik. Von einer Überdiagnostik sprechen wir, wenn eine Auffälligkeit besteht, die nicht krankheitswertig ist und deren Diagnosestellung dem Patienten nur Nachteile, aber keine Vorteile erbringt. Eine Fehldiagnose ist dagegen eine falsch gestellte Diagnose mit allen Konsequenzen einer Fehltherapie, aber damit etwas ganz anderes. Auch eine Überbehandlung ist etwas anderes, selbst wenn sie oft aus einer Überdiagnostik resultiert. Überbehandlung ist, wenn unnötigerweise Eingriffe, eingreifende Diagnostik oder zu hoch gegriffene Medikationen vorgenommen werden. Das ist aber Auslegungssache: Was dem einen zu viel ist, ist dem anderen noch zu wenig. Wer definiert, was notwendig ist?

Vom Sinn schöner Namen

Wenn ich einem Zustand oder einer Krankheit einen Namen gebe, ersetze ich häufig eine Unbekannte durch eine andere; das heißt, ich versehe sie mit einem schöneren, möglichst unverständlichen und gelehrt klingenden Namen. Wenn »Rotzauge« zu banal oder derb klingt, hört sich »katarrhalische Konjunktivitis« schon viel besser an. Dennoch sind Diagnosen wichtig, um sich zu verständigen. Um etwa zu beschreiben, dass der Patient Atemnot beim Ausatmen hat, ist der Begriff asthmatische Atmung hilfreich, aber noch keine Diagnose, weil es viele Gründe (Infekt, Allergie) dafür geben kann. Aber allzu oft verhält es sich mit der Namensgebung so, dass schöne Begriffe weder diagnostisch noch therapeutisch weiterhelfen. Vor allem muss ein Patient aus wirtschaftlichen, abrechnungstechnischen Gründen heute viele Namen, viele Diagnosen haben: Dabei ist der so beliebte, weil der heute in Klinik und Praxis existenziell gewordene Begriff einer »Multimorbidität« eigentlich eine Absurdität, weil es sich immer um *einen* Menschen in seiner Lebenssituation handelt und nicht um eine wilde Anhäufung von Diagnosen.

Übertriebene Vorsorgemaßnahmen?

Nach einem jahrzehntelangen Kampf um noch mehr Diagnostik und noch mehr Therapie scheint derzeit ein Innehalten zu beobachten zu sein. Es ist vielen nachdenklichen Menschen klargeworden, dass immer mehr gutgemeinte Vorsorgemaßnahmen auch schädlich sein können, Verunsicherungen und eine Kette von weiterer Diagnostik nach sich ziehen und daher diejenigen, die sie schützen sollten, zu Opfern machen. Bei Erwachsenen denken wir hier zum Beispiel an die Brustkrebserfassung durch das Mammographie-Screening, bei Männern an Vorsorgemaßnahmen gegen Prostatakrebs. In der Kinderheilkunde ist das Thema noch nicht angekommen, obwohl gerade bei Kindern Vorsorge-Kataloge ständig erweitert und mit neuen Inhalten gefüllt werden. Schon bei Neugeborenen fängt die Überdiagnostik und -therapie im Umgang mit Infektionsverdacht und mit der Neugeborenen-Gelbsucht an, später kommen die Atemwegs- und Harnwegsinfektionen dazu, die Allergiediagnostik und -therapie und schließlich das weite Feld der Verhaltensauffälligkeiten, der Hyperaktivitäts- und Aufmerksamkeitsstörungen.

Der Arzt ist hier in einem Dilemma: Stellt er eine Auffälligkeit fest, muss er sich überlegen, ob und in welcher Form er es dem Patienten oder den Bezugspersonen mitteilt. Bemerke ich zum Beispiel bei einer Vorsorgeuntersuchung eines Vierjährigen erstmalig ein Herzgeräusch, das ich für ein harmloses Strömungsgeräusch halte, könnte ich diesen Befund erst einmal für mich behalten, da sich bei einem sonst gesunden und gutuntersuchten Kind keinerlei Konsequenz ergibt. Eltern haben aber häufig ein sehr feines Gespür dafür, dass dem Arzt etwas auffällt. Wenn man beim Abhören das Stethoskop auch nur ein paar Sekunden länger über dem Herzen hält oder, was sich nicht vermeiden lässt, ein nachdenkliches Gesicht macht, fragen sie sogleich nach, ob etwas nicht in Ordnung sei. Selbst wenn sie es nicht äußern, bemerken sie es und tragen es mit sich herum. Spricht der Arzt aber an, dass er ein Geräusch festgestellt hat, werden die Eltern wissen wollen, was genau er damit meint, und eine weitere Diagnostik wird unumgänglich. Sollte sich dabei als Ursache des Strömungsgeräuschs eine harmlose Anomalie herausstellen, etwa eine zweizipflige (bicuspide) Aortenklappe, sind jahrelange Kontrolluntersuchungen programmiert – der Patient wird herzkrank gemacht und sich entsprechend fühlen.

Wenn der Arzt seine Diagnose eines Herzgeräuschs nicht mitteilt und das Kind am folgenden Wochenende wegen eines Infekts im Notdienst untersucht wird, teilt der dann behandelnde Arzt den Eltern seine Feststellung des Geräuschs mit und fragt nach, ob das denn noch nie bemerkt worden sei. Sagen die Eltern dann, dass sie gerade vorige Woche bei der Vorsorgeuntersuchung waren, ist das Vertrauen zu ihrem Kinderarzt dahin.

Zum Umgang mit diesem Dilemma gibt es keine allgemeingültige Schlussfolgerung. Während es früher die Regel war, dass der Arzt so manche Befunde für sich behalten hat und dem Patienten selbst schwere, gar lebensbedrohliche Diagnosen nicht mitgeteilt wurden, um ihm nicht den Lebensmut, das Vertrauen und die Hoffnung zu nehmen, hat sich heute die Ansicht dazu völlig gewandelt. Nur dem Ehemann beispielsweise oder den Angehörigen eine Diagnose zu eröffnen ist im Sinne des Autonomiegedankens nicht mehr vertretbar. Ebenso wenig können wir Eltern einen erhobenen Befund vorenthalten. Wir machen uns angreif- und strafbar. Es hängt von der Kommunikationsfähigkeit des Arztes und der Aufnahmefähigkeit der Eltern, des Patienten oder der Angehörigen ab, wie ein solcher Befund vermittelt werden kann; und dazu braucht es auf beiden Seiten Voraussetzungen, die die Kommunikation gelingen lassen. Sie kann sich nicht auf einen Zeitpunkt beschränken, sondern muss die Zeitachse und die nachträglichen Gedankengänge, Unterhaltungen und Beratungen mit berücksichtigen. Ein weiteres Gesprächsangebot muss immer folgen, auch dieses kann Missverständnisse nicht vermeiden.

Zahllose Rezepte

In der Praxis sieht es anders aus: Es ist traurig, dass der übliche Patienten-Arzt-Kontakt mit der Verschreibung eines Medikaments endet, wenn er nicht überhaupt nur daraus besteht. Und wenn ein Patient viele Ärzte besucht, erhält er dementsprechend viele Verschreibungen. Der heute ungehinderte Zugang zu vermeintlichen »Spezialisten« jeder Fachrichtung, die den ganzen Menschen längst nicht mehr im Blick haben, führt zu einer absurden, sich häufig widersprechenden medikamentösen Vieltuerei (Polypragmasie): »Viel hilft viel.« Das ist aber nicht nur teuer, sondern lebensgefährlich. Untersuchungen zufolge ist ein Arztbesuch so riskant wie etwa Sportklettern. Viele Ärzte sind, getrieben von den nimmermüden Anstrengungen der Pharmaindustrie und geprägt von überzogenen Leitlinien und eng definierten Normalwerten, der Ansicht, dass die Patienten unbedingt eine Verschreibung brauchen, diese geradezu verlangen und sonst unzufrieden aus der Praxis gehen. Besonders im Notdienst, aber auch in der überlaufenen täglichen Praxis wiegen sich viele Ärzte in vermeintlicher Sicherheit, mit einem Rezept das Nötige getan zu haben, nicht zuletzt, um sich gegen Klagen, juristische Anfeindungen und Unterlassungsvorwürfe zu schützen (Stichwort: »Selbstverteidigungs- oder Defensivmedizin«). Sie vertreten darüber hinaus die Ansicht, dass

Patienten unzufrieden sind, wenn sie die Praxis ohne ein Rezept verlassen. Aber auch, wenn heute eine »sprechende Medizin« wegen der herrschenden Abrechnungspraxis in der medizinischen Grundversorgung als im Aussterben begriffen anzusehen ist, kann es nicht sein, dass ärztliche Tätigkeit nur aus der Verschreibung von Medikamenten besteht. »Leichtsinnige Ärzte, die in allem dem Willen der Patienten nachgeben, sind die schlimmste Pestilenz ... Eine große Gottesgabe ist ein kundiger und kluger Arzt, der nicht heute dies, morgen jenes verordnet«,[7] schrieb schon Martin Luther.

Was können wir aus und mit der Homöopathie lernen?

Auch in der Homöopathie ist die Erwartung, dass die Konsultation mit der Gabe einer Arznei endet – etwa von Globuli –, sehr groß. Man könnte es »Globulisierung« nennen, wenn bei jeder passenden und unpassenden Gelegenheit Symptome und Symptömchen mit den Kügelchen behandelt werden, ohne die man sich hoffnungslos verloren gibt. So kann man auf dem Spielplatz beobachten, dass ein Kind, das von der Schaukel gestürzt ist, nicht in erster Linie getröstet und beruhigt wird, sondern dass hastig Arnica-Globuli hervorgekramt werden – und, wenn sie dann nicht vorhanden sind, aufs Schmerzlichste vermisst werden. In der Praxis erlebe ich es nicht selten, dass Eltern mit einem Kind kommen, das seit einigen Stunden fiebert, und mir sagen: »Ich habe schon Aconitum gegeben, dann Belladonna und zuletzt Ferrum phosphoricum, aber das Fieber geht nicht runter ...« Wenn das nicht falsch verstandene Homöopathie ist – und falsch verstandene Medizin!

Dabei kann man über weite Strecken homöopathisch denken und handeln, ohne überhaupt ein Mittel verabreichen zu müssen, denn die Homöopathie ist ein medizinisches Lehrgebäude, das nicht auf die Globuli-Gabe reduziert werden kann. Diese sind auch in der Homöopathie nur ein Teil der Kur, der Heilmaßnahme und der Patientenbegleitung. Die öffentliche Beurteilung der Wirksamkeit der Homöopathie zielt allein darauf ab, ob eine bestimmte Arznei bei einer bestimmten Erkrankung »hilft«, und übersieht, dass die Homöopathie als Lebensordnungslehre (*díaita*, Diät) viel weiter greift. Wenn die »Stiftung Warentest« zur Homöopathie schreibt: »Hinweise ja, Beweise nein«, und folgert: »Obwohl in homöopathischen Mitteln (fast) nichts drinsteckt, steckt offensichtlich etwas dahinter«,[8] begeht sie denselben Fehler: Sie betrachtet nur die Mittel, nicht das System, das dahinterstehende Denkmodell. So folgert sie zu Recht, dass die Datenlage für die Wirkung homöopathischer Mittel bei definierten Krankheitsbildern keine Belege für eine therapeutische Wirksamkeit der Homöopathie gibt und dass es so derzeit keinen ausreichend begründeten wissenschaftlichen Nachweis gäbe, Homöopathie zu empfehlen. Hier wird der in der Beurteilung der Homöopathie häufig begangene kardinale Fehler wiederholt, dass nach der Wirksamkeit bei bestimmten Krankheitsnamen, medizinischen Diagnosen gefragt wird.

Homöopathie behandelt keine Krankheitsnamen, sondern kranke Menschen. Homöopathisch behandelte Patienten gehen seltener zu Fachärzten oder in Krankenhäuser, lassen sich weniger untersuchen und operieren, weil sie ein ganz anderes Verständnis vom Menschen haben, das kein technisch-mechanisches ist. Deshalb ist Homöopathie, gesamtwirtschaftlich betrachtet, effektiv, weniger schadenbringend und wesentlich preiswerter. Dies haben die Kostenträger, nicht nur die staatlichen Gesundheitssysteme in Indien und Mexiko, sehr wohl erkannt, und die Tatsache, dass heute integrierte Versorgungsverträge für Homöopathie angeboten werden, liegt nicht daran, dass die Krankenkassen ein Herz für die Homöopathie entwickelt hätten, sondern daran, dass es wesentlich billiger und vor allem insgesamt auch gesünder zu sein scheint, sich homöopathisch behandeln zu lassen. Denn die pharmazeutische Fortschrittsgläubigkeit und die derzeit praktizierte Übertherapie verursachen neben den immensen Kosten auch noch Milliardenschäden. Mit jedem Medikament kann man sich Nebenwirkungen einhandeln: in Deutschland nach Angaben des Bundesministeriums für Arzneimittel und Medizinprodukte bei einer hohen Dunkelziffer in mindestens 300 000 Fällen pro Jahr. Jährlich werden 16 000 bis 25 000 Todesfälle durch Neben- und Wechselwirkungen verursacht, sodass an Medikamenten weit mehr Menschen sterben als an Verkehrsunfällen und Suiziden zusammen. Die Vorwürfe an die Homöopathie, dass durch sie »wirksame« Behandlungen verzögert würden und man damit den Patienten Schaden zufüge, wiegen bei weitem nicht so schwer wie die Folgen einer Über- oder Fehlbehandlung.

Erst in fünfzig Jahren werden wir wissen können, was wir unseren Kindern mit den derzeit geübten Therapien (von inhalativen Cortisonpräparaten bis zu Psychostimulanzien) angetan haben – nur, was damals getan wurde, wird niemand mehr genau wissen oder wissen wollen, weil es zwischenzeitlich so viel Neues gegeben hat und weil unsere Bereitschaft, »etwas« zu tun, größer ist als der Wille, auch die Ergebnisse zu betrachten. Wir müssen uns nach über fünfzig Jahren in Erinnerung rufen, dass die Contergan-Katastrophe nur durch minuziöses Nachhaken eines Pädiaters, Widukind Lenz, als Medikamenten-Nebenwirkung identifiziert wurde. Offizielle Stellen hatten sich tatenlos zurückgelehnt, nachdem ein vermuteter Zusammenhang der beobachteten gehäuften Fehlbildungen mit dem radioaktiven Fallout durch die Atomexperimente der fünfziger Jahre für unwahrscheinlich erklärt worden war.

Ein anderes Beispiel aus der jüngsten Zeit soll zeigen, dass auch bekannte und langjährig in großem Umfang bei Erwachsenen genutzte Substanzen tiefgreifende, noch unbekannte Wirkungen erzielen können, in diesem Fall in die Gefäßbildung eingreifen: Man kann mit weithin eingesetzten Medikamenten gegen zu hohen Blutdruck, den sogenannten Betablockern wie etwa Propranolol, bei Säuglingen Blutschwämmchen, Hämangiome, verschwinden lassen. Diese an sich sehr begrüßenswerte Behandlungsmöglichkeit, die bei ausgedehnten und beeinträchtigenden Blutschwämmchen segensreich ist und andere, nebenwirkungsreiche und gefährliche Behandlungen erspart, ist zufällig entdeckt worden, als herzkranke und daher mit diesem Medikament behandelte Kinder solche Blutschwämmchen hatten und diese sich unter der Blutdruckmedikation verkleinerten. Anstatt aber mit Entsetzen zur Kenntnis zu nehmen, dass ein so weithin eingesetztes Medikament nach fünfzig Jahren noch so überraschende, tief in die Gefäßneubildung eingreifende Wirkungen zeigt, gab es nur lobende Berichte in der Fachpresse und kein einziges kritisches Wort.

Kardinalfragen zur Krankheit

Doch kommen wir wieder auf die Homöopathie zurück. Deren Begründer war der Arzt und Pharmazeut Samuel Hahnemann (1755–1843). Er hatte, enttäuscht von der Medizin seiner Zeit, die ärztliche Praxis fast ganz aufgegeben und kaum noch Patienten behandelt, weil er ihnen mit dem damaligen Arsenal der Medizin nicht schaden wollte, und sich mit Pharmazie, Übersetzungen und der Schriftstellerei beschäftigt. Erst als er selbst Vater wurde, sah er sich angesichts der auftretenden Kinderkrankheiten doch genötigt, sich der praktischen Medizin wieder zuzuwenden. Es war letztlich die Sorge um die eigenen Kinder, die ihn veranlasste, ein neues Heilsystem zu suchen. Aber nicht nur dies, sondern auch die Bedeutung der Erziehung, die keinesfalls delegierbar sei, lag ihm am Herzen, ein wichtiges, bislang übersehenes Thema seiner ärztlichen Bemühungen.

Es gibt kein medizinisches Fachbuch, das über zweihundert

Jahre alt ist und heute noch aufgelegt und gelesen wird, außer dem Hauptwerk der Homöopathie, dem sogenannten *Organon der Heilkunst.*[9] Darin legt Hahnemann seine Auffassungen zu Krankheit und Gesundheit dar und versucht, einige Kardinalfragen zu beantworten, wie wir sie schon angesprochen haben:

- *Was ist das zu Heilende?* Die einzige Aufgabe des Arztes ist, den Menschen gesund zu machen, was man Heilen nennt. Dabei ist nicht gemeint, dass der Arzt oder die Homöopathie heilt, sondern dass Ärzte die Selbstheilungsprozesse unterstützen, indem sie beispielsweise die Heilungshindernisse beseitigen und die Voraussetzung zur Heilung herstellen. Der eigentliche Wundheilungsprozess geschieht im Verborgenen, durch die innere Heilungsenergie, die Lebenskraft.
- *Was sind Heilungshindernisse?* Es gibt viele krankmachende Faktoren, von denen einige beeinflussbar sind. Je nach Blickrichtung können Heilungshindernisse auf verschiedenen Ebenen gesehen werden: im Bereich der Umwelt, der Ernährung, der Chemie, der modernen Lebensweise, der allopathischen Behandlung, der Impfungen oder im seelischen Bereich. In der Beurteilung von Hindernissen der Genesung eines Individuums geht es um diejenigen, die für den betroffenen Patienten in seiner Krankheit aktuell die größte Bedeutung haben. Darüber kann uns nur eine umfassende Klärung der Vorgeschichte Auskunft geben, die ausführliche Anamnese. Das ist besonders bei chronischen Leiden wichtig, die in vielen Fällen mit den Lebensverhältnissen des Patienten zu tun haben.
- *Die Sicht der Dinge zählt.* Wenn man sich mit Heilungshindernissen auf der psychischen und sozialen Ebene beschäftigt, wird deutlich, dass häufig andere Maßnahmen angebracht sind als ein Medikament oder eine nach den Regeln der Kunst ausgesuchte homöopathische Arznei: Verständnis, Sicherheit, Zuspruch und

Hoffnung, Präsenz und mitfühlende Betreuung – also eher psychosoziale und psychotherapeutische Maßnahmen.

Schon vor zweihundert Jahren, lange bevor es den Begriff »Psychosomatik« überhaupt gab, formulierte Hahnemann, dass der Mensch mit weniger Beeinträchtigung der Gesundheit »10 Jahre in der Bastille oder auf der Galeere körperlich qualvoll verleben kann als etliche Monate, bei aller körperlichen Bequemlichkeit, in einer unglücklichen Ehe oder mit einem nagenden Gewissen«.[10] Deutlicher und drastischer kann kaum formuliert werden, wie wichtig die gesamte Lebenssituation und die Beziehungen für die Gesundheit sind.

Wenn dem Arzt ein paar geringfügige Symptome geklagt werden, solle er dies nicht für eine Krankheit ansehen, die ernstlicher arzneilicher Hilfe bedarf. Mit eine paar Änderungen der Diät und Lebensordnung ließen sich derartige Unpässlichkeiten »verwischen«.[11] Auch heute haben wir es in der kinderärztlichen Praxis häufig mit unbedeutenden Befindlichkeitsstörungen und überempfindlichen oder unrealistischen Sichtweisen seitens der Bezugspersonen, wenn nicht auch mit krankhaften Selbstbeobachtungstendenzen zu tun. Keine Medizin zu geben heißt hier aber nicht, nichts zu tun, sondern lediglich kein Medikament zu geben und sich intensiver den Lebensumständen zu widmen. Das ist mehr denn je eine Aufgabe, die den Arzt als Erzieher und Ratgeber in allen Lebenslagen fordert. Weil vielen Menschen die Möglichkeiten der Religion als Hilfe in Alltagssituationen versperrt ist, dient nicht selten die Medizin als allgemeine Lebensordnungslehre und Religionsersatz. Dieser Weg darf aber nicht über eine Medikalisierung gehen – auch nicht über eine homöopathische. Letztere führt zur besagten unheilvollen »Globulisierung«, einer von vielen Laien fehlverstandenen Homöopathie, die von der ursprünglichen Lehre her überhaupt nicht begründbar ist und auch von Homöopathen als gänzlich unhomöopathisch abgelehnt werden muss.

Die Sicht auf Heilungshindernisse und die Beschäftigung damit, wie diese angegangen werden können, werden etwas geringschätzig als »flankierende Maßnahmen« bezeichnet. Sie sind aber Kernstück der Behandlung und stehen im Übrigen auf weniger tönernen Füßen als die Wirksamkeit homöopathischer Mittel selbst: Heilungsfördernisse wie frische Luft, Bewegung und gesunde Ernährung, Hobbys und Entspannung, Ruhe und guter Schlaf.

Oft weiß der Kranke am besten, was ihm guttut

Einer der weiteren wesentlichen, ursprünglichen, aber heute unbekannteren Lehrsätze der Homöopathie ist der, auf den Patienten und seine Bedürfnisse zu hören. Das gilt überhaupt in der Medizin. Häufig weiß der Kranke, zumindest im Falle einer akuten Erkrankung, am besten, was ihm guttut, sofern er einigermaßen klar im Kopf ist. Das war im Übrigen das Geheimnis des unbestritten großen Erfolgs, den die Homöopathie während der großen Choleraepidemien des 19. Jahrhunderts hatte: In der zu Hahnemanns Zeiten üblichen konventionellen Cholerabehandlung wurden die Patienten nach dem Motto »Wenn nichts hineinkommt, kann auch nichts mehr herauslaufen« auf Flüssigkeitsentzug gesetzt und auch noch zur Ader gelassen. Hahnemann erlaubte bei seiner Cholerabehandlung freie Flüssigkeitszufuhr, und darauf beruht der große Erfolg der homöopathischen Cholerabehandlung. So schreibt Hahnemann, dass der feine und untrügliche Takt des inneren Sinnes der Lebenserhaltung so deutlich, so bestimmt, so naturgemäß die Bedürfnisse anzeigt, dass der Arzt die Angehörigen und die Pflegepersonen nur ermuntern soll, dieser Stimme der Natur kein Hindernis in den Weg zu legen. So wird das Kleinkind, das bei Durchfall und Erbrechen die Nahrung verweigert, dies mit Recht tun, um nicht weiter erbrechen zu müssen und um seinen Magen-

Darm-Trakt ein wenig zu schonen. Nur wenn das Kind apathisch und zur Selbstregulation nicht mehr fähig ist, muss »von außen« für ausreichende Flüssigkeitszufuhr gesorgt werden. Hören wir mehr auf den Patienten, was ihm selbst guttut, und stülpen wir ihm nicht unsere Vorstellungen und Theorien über. Es ist, wie Hahnemann schreibt, also die Hauptaufgabe der Ärzte, die Menschen daran zu gewöhnen, mehr durch »gute Lebensordnung« als durch Arzneien die Krankheiten zu entfernen.

Neue Strömungen der Homöopathie

Moderne Tendenzen in der Homöopathie haben sich völlig den Wurzeln, basierend auf der Arzneimittelprüfung am Gesunden, entfremdet und bestimmen die Mittelwirkung durch die Stellung der Substanzen im Periodensystem der Elemente, durch äußere Ähnlichkeiten, Signaturen oder gar durch Deutung von Patientenaussagen als Wünsche und Vorstellungen, die ein bestimmtes Arzneimittel indizieren. Plazenta-Nosoden, Schüßler-Salze oder Komplexmittelhomöopathie, Bioresonanz, kinesiologische Mittelbestimmung oder die Anleihen der Anthroposophie aus der Homöopathie: Man kann all diesen Ansätzen ebenso wenig individuelle Heilerfolge absprechen wie der klassischen Homöopathie, sonst würde sich die Begeisterung rasch verlaufen. Was erklärt also die wenigstens subjektiv erlebten, aber in unüberschaubar vielen Einzelfällen auch objektiv dokumentierten Erfolge? Kann es die Mittelwirkung sein?

Was hilft, sind immer dieselben drei Grundprinzipien: Beziehung, Klärung, Problembewältigung. Die Bedeutung der Beziehung ergibt sich aus der Wahl des Therapeuten, geprägt von sozialen Kräften, Strömungen und Moden. Die Klärung ist die Er-Klärung: Das Kausalitätsbedürfnis kann auf die unterschiedlichste Art mit den verschiedensten Theorien befriedigt werden, und die eigentliche Problembewältigung, also die Heilung, geschieht im Verborgenen. Der Homöopath wird es der Mittel*wahl* in der richtigen Dosierung und Potenz zuschreiben, ebenso wie der Psychoanalytiker alles, was in seiner Behandlung geschieht, der Analyse zuschreibt. Wenn die Homöopathie nicht in dem Sinne wirkt, dass spezifische Globuli in einer bestimmten Potenz nachweisbare Wirkungen erzielen – was naturwissenschaftlich unumstritten ist –, wie wirkt sie dann? Geistartig sei die Wirkung, schrieb schon Hahnemann, und so ist es noch heute. Der Therapeut macht sich ein Bild von seinem Patienten, der Patient fühlt sich in seinem Bild, seinem Selbstbild, dem Bild seiner Erkrankung, erkannt und verstanden, auch dann, wenn die wissenschaftliche Medizin für seine Symptome, und erst recht für die Summe seiner Symptome, keine Antwort haben sollte. Nach Untersuchungen der Versorgungsforschung hat nur die Hälfte der Patienten einer allgemeinärztlichen Konsultation eine die Symptomatik erklärende Diagnose. Für die andere Hälfte gibt es fast in jedem Fall passende Rubriken in den sogenannten Repertorien, den homöopathischen Symptomsammlungen, sodass dem Schulterzucken des Allgemeinarztes die Antwort des Homöopathen entgegensteht, dieses Bild zu kennen und ein passendes Mittel dafür bereitzuhaben: das deckende Arzneimittelbild.

Beweisgestützte (evidenzbasierte) Medizin

Hat also recht, wer heilt? Die Unzufriedenheit mit den häufig anekdotischen Heilungsberichten nach dem Motto »Wir haben mit der und der Behandlung Gutes gesehen« führte Anfang der neunziger Jahre zu einer Richtung in der Medizin, die fordert, dass bei allen medizinischen Behandlungen therapeutische Entscheidungen auf der Basis von in Studien nachgewiesener Wirksamkeit getroffen werden sollen, also nicht mehr aufgrund persönlicher Erfahrungen oder theoretischer Überlegungen, sondern der tatsächlichen Wirksamkeit in möglichst guten, in sogenannten Evidenzleveln klassifizierten Studien. Damit wird im Grunde ein neues »Paradogma«

jenseits der klassischen Wissenschaftlichkeit begründet, nämlich eine empirische, patientenzentrierte Wissenschaftlichkeit.

Leider ist den Übersetzern ein Fehler unterlaufen: Während das englische Wort *evidence* die Bedeutung »Beweis« oder »Beleg« hat, heißt »evident« im Deutschen »offensichtlich, keines Beweises bedürftig«. Der Ausdruck »beweisgestützte Medizin« wird der Sache besser gerecht, hat sich aber in unserer von Anglizismen beherrschten Sprache nicht durchsetzen können. Die große Begeisterung für eine derartige alltags- und patientenorientierte Medizin ist jedoch inzwischen einer großen Ernüchterung gewichen.

Zur Frage der Beweisbarkeit ist grundsätzlich anzumerken, dass in vielen Bereichen des Lebens, auch in der Medizin, eine Beweisführung nicht durchführbar ist. Es wird niemand eine Doppelblindstudie fordern, um zu beweisen, dass ein Fallschirm beim Notausstieg aus dem Flugzeug aus großer Höhe sinnvoll ist. Viele ärztliche Handlungen, die unstrittig sind, sind nicht beweisgestützt, *evidence based*, und werden es nie sein. Das fängt bei einem Wundverschluss oder einer Fremdkörperentfernung an. Außerdem ist eine Unterscheidung zu treffen zwischen dem Fehlen von *bewiesenem* Nutzen und dem Fehlen von Nutzen. Bei der Datenflut in der Medizin, dem Heer sogenannter Metaanalysen (zusammenfassende Analysen vieler Studien), die nicht von Klinikern, sondern von Statistikern gemacht werden, sehen wir, dass die Wirkstärke einer Maßnahme oder Medikation nachlässt, je mehr Daten in großen Studien zusammengefasst werden. Kausalitäten bleiben ungeklärt, statistisch kann man oft nur von Korrelationen sprechen, nur selten von gesicherten Zusammenhängen. Die mangelnde Nachuntersuchungsbereitschaft und -zeit wird durch sogenannte Surrogatmarker ersetzt, das sind willkürlich definierte Endpunkte, die einer langfristigen Prognose entsprechen sollen, etwa bei der Impfung gegen Gebärmutterhalskrebs die vermuteten Vorstufen statt des tatsächlichen, erst sehr viel später auftretenden Krebses. Aufwändige Studien werden nur für hochpreisige neue Medikamente durchgeführt, nicht für schon bewährte Therapien. Dadurch wird die Datenlage für neue Medikamente immer größer, für ältere, bewährte dagegen ist sie häufig schlecht oder gar nicht vorhanden. Nur große finanzkräftige Firmen können sich Studien leisten, die dem hohen neuen Standard entsprechen, weil sie später das Geld daran verdienen. Ein neues, patentgeschütztes Medikament kann zu einem beliebigen Preis auf den Markt gebracht werden. So liegt eine erhebliche Schieflage vor, die dadurch verstärkt wird, dass eine pharmaunabhängige Forschung bei knappen öffentlichen Kassen gar nicht mehr existiert. Lehrstühle und damit Lehrmeinungen werden nach Drittmitteleinwerbung besetzt, was nichts anderes heißt, als dass Gelder von außen akquiriert werden. »Wes Brot ich ess, des Lied ich sing« – so lassen sich die Interessenkonflikte der Lehrmeinungen zusammenfassen.

Dazu kommt, dass die großen Studien für den Einzelfall in seiner konstitutionellen, biographischen und psychosozialen Einmaligkeit häufig unbrauchbar sind. Dagegen werden in der vernachlässigten und noch dünnen Versorgungsforschung die Betreuung und die Befindlichkeit von Patienten unter Alltags- und Praxisbedingungen betrachtet.

Eminenzbasierte Medizin

Schließlich haben wir als Erkenntnisquelle noch die Expertenmeinung, die sich heute, nachdem einzelne Expertenmeinungen nicht mehr die Quelle aller Erkenntnis sind, in sogenannten Konsensuskonferenzen und -statements ausdrückt. Diese bestehen darin, dass sich eine größere Anzahl von Experten, die Eminenzen ihres Fachgebietes, trifft und versucht, eine einheitliche Empfehlung zu formulieren. Solch ein Konsens ist vonnöten, wenn die Datenlage nicht ausreicht, um eine darauf basierende und abgesicherte Empfehlung auszusprechen.

Wenn aber die Ausrichter von derartigen Konsensuskonferenzen nur diejenigen einladen, die im Mainstream Meinungsbildner sind, und andere Ansichten nicht zulassen, ist es leicht, zu einem Konsens zu kommen. »Die übereinstimmende Expertenmeinung ist die traditionelle Quelle aller Irrtümer der Medizingeschichte«,[12] sagte Richard B. Goldbloom, selbst graue Eminenz der Kinderheilkunde. Für die Kinderheilkunde ist das praktisch bedeutsamste Konsensusgremien die Ständige Impfkommission (STIKO), die die Impfpläne erarbeitet.

Wird ein derartiger Konsens kritisch hinterfragt, finden sich nicht selten erhebliche Interessenkonflikte wirtschaftlicher, intellektueller und sozialer Art, sodass eine derartige *eminenz*basierte Medizin nicht mehr ausreicht, eine hoffentlich zunehmend skeptische Ärzteschaft und ihre Patienten zu beeindrucken. Ein Vorteil der neuen Informationsmedien liegt darin, dass medizinisches Wissen mehr als je zuvor hinterfragbar geworden ist.

Neben den Interessenkonflikten und dem falschen und manipulierbaren Umgang mit Zahlen sei der dritte Unterwanderer einer verantwortungsvollen ärztlichen Tätigkeit, die juristische Absicherung, die als Defensivmedizin unser Handeln und Tun prägt, nur am Rande erwähnt.

Placebo-Effekte

Die Einnahme einer neutralen, wirkstofffreien Substanz, eines Placebos, spielt in der heutigen Forschung im Rahmen der beweisgestützten Medizin eine große Rolle: Ein Wirkstoff sollte »doppelblind« gegen ein Placebo geprüft werden, die sogenannten placebokontrollierten Studien haben die größte Beweiskraft. So hat die alte Diskussion um Placebos und ihre Effekte in jüngster Zeit nicht nur neuen Auftrieb, sondern eine breite Datenbasis bekommen. Da es sich um einen Komplex verschiedenster Effekte handelt, kann nicht von dem einen Placebo-Effekt gesprochen werden, sondern verschiedenen Aspekten auf allen therapeutischen Wirkebenen. Die Placebo-Effekte und ihre vermengten Effekte werden in ihrer Gesamtheit daher auch als »Placebo-Reaktion« bezeichnet. »Placebo« heißt wörtlich »Ich werde gefällig sein« und wurde zunächst in negativem Sinne von »Ich werde schmeicheln, jemandem nach den Mund reden« benutzt. Seinen Eingang in die Medizin fand der Begriff schon vor 250 Jahren durch den schottischen Pharmakologen William Cullen (1710–1790), der schrieb, dass er ein Scheinmedikament gab.

Drei Arten der Placebo-Anwendung können unterschieden werden: erstens die wissentliche Anwendung einer unwirksamen neutralen Substanz oder unwirksamen Maßnahme, auch »reines Placebo« genannt, zweitens die wissentliche Anwendung einer für diese Indikation unwirksamen Maßnahme und drittens die Anwendung einer irrtümlich für wirksam gehaltenen Therapie. Die beiden letzteren werden »unreine« oder »Pseudo-Placebos« genannt. In vielen Fällen ist heute der Wirksamkeitsnachweis eines Medikaments deswegen nicht möglich, weil auch in der Placebo-Kontrollgruppe, die den Wirkstoff nicht erhalten hat, in vielen Fällen Besserung oder Heilung eintritt.

In der Therapie wird ein reines Placebo eher selten eingesetzt, weil es erstens als unethisch gilt, dem Patienten eine für wirksam erachtete Therapie vorzuenthalten, zweitens, weil man ihm ja die Wahrheit sagen will. Dennoch wirkt ein Placebo auch dann, wenn der Patient weiß, dass er eine wirkstofffreie Zubereitung erhält. Dies zeigt, wie wichtig es ist, »etwas« zu tun. Längst ist bekannt, dass viele tagtäglich gebrauchten Medikamente, etwa die üblichen Hustensäfte, ein »unreines« Placebo sind, denn sie wirken nicht außer über das gute Gefühl, was Gutes zu tun. Einer der Ersten, die ein reines Placebo systematisch eingesetzt oder zumindest darüber geschrieben haben, ist übrigens Samuel Hahnemann gewesen, indem er empfahl, man solle die Kranken zur Stillung ihres

Verlangens nach Arznei und zur Beruhigung ihres Gemüts etwas Unarzneiliches wie Himbeersaft oder Milchzucker einnehmen lassen.

Es ist falsch, den Placebo-Effekt nur negativ oder gar als bewusste Täuschung zu sehen; im Gegenteil sollten wir uns fragen, was denn sonst Heilung bewirkt. Jenseits naturwissenschaftlicher Fakten gibt es unendlich viel historisches und gegenwärtiges Material zu Heilern und Heilungen, die einem rationalen Verständnis nach unerklärlich sind. Wie viele früher geübte Behandlungen, auf die zahlreiche Menschen geschworen haben, gelten heute nicht nur als unwirksam, sondern geradezu als verbrecherisch und schädlich? Man denke etwa an die jahrtausendealte Tradition des Aderlasses. Dennoch hat es immer und zu allen Zeiten großartige Heilungen und große Ärzte gegeben, von denen heute noch gesprochen wird, auch wenn sie aus unserer Sicht nichts an der Hand hatten, womit sie hätten heilen können. Das sollte uns zu denken geben.

Homöopathie, ein intelligentes Placebo

Worum geht es? Geht es darum, ob es einem Patienten, der homöopathisch behandelt wird, besser geht als einem, der gar nicht oder mit chemischen Medikamenten therapiert wird, unabhängig davon, ob sich eine objektive Änderung seiner Befunde ergeben hat? Oder darum, ob in kontrollierten Studien eine spezifische Mittelwirkung über den Placebo-Effekt hinaus bewiesen wurde? Denn wenn auch aktive Therapie und Placebo, wie am Beispiel vom Husten bei Kindern erwähnt, keinen Unterschied im Ergebnis aufweisen, sind sie doch – und das ist das Wesentliche – einer Nichtbehandlung erheblich überlegen: Die Tatsache, das »etwas« gemacht wird, führt, und das sogar bei objektiv unveränderten Symptomen, zur Außenwahrnehmung einer Besserung, eines Behandlungserfolgs. Dieses Phänomen ist als »Placebo by Proxy« (Placebo-Wirkung durch Nahestehende) auch in der Veterinärmedizin bekannt und kann unter anderem die vielfältigen Erfolge homöopathischer Behandlung bei Kindern und Tieren erklären, die oft als besonders beweiskräftiges Argument für die Wirksamkeit der Homöopathie angeführt werden.

Mir scheint daher für das Phänomen Homöopathie der Begriff eines »intelligenten Placebos« am angemessensten. Er umfasst alle Aspekte von den komplexen Wirkungen auf den Patienten bis hin zum »Placebo by Proxy« auf Arzt und Umgebung. Ein intelligentes Placebo ist ein Placebo, das ein umfassendes, fundiertes Erklärungs- und Wirkungsmodell und einen kulturellen und historischen Überbau hat und damit viele Fragen beantworten kann, auf die die akademische Medizin keine Antwort hat. Somit bietet die Homöopathie eine in unserem gegenwärtigen Denken und Medizinsystem anders kaum nutzbare Möglichkeit, Heilung im Sinne der Aktivierung körpereigener Selbstheilungssysteme zu bewirken. Denn davon hängt jede therapeutische Intervention in hohem Maß ab – und erst recht, wenn beide, Arzt und Patient, ihr diese Kraft zuschreiben. Zudem impliziert die Homöopathie das Nichtschadensprinzip als ethische Grundverpflichtung. Die Homöopathie soll sich dieser Stärken bewusst sein und mag dann ihr jahrhundertealtes profundes Wissen, das sie darüber erlangt hat, ruhig weiterhin zur Heilung einsetzen – bis die Zeit reif ist für die Einsicht einer wirklich geistigen, immateriellen Heilung.

Nach so viel Theorie ist es nun an der Zeit, über Symptome und Krankheiten zu sprechen und an konkreten Beispielen die Kernaussage dieses Buches, so häufig wie möglich so wenig wie möglich einzugreifen, zu untermauern.

Kapitel 2

Meinem Kind geht es nicht gut, was können wir tun?

In diesem Kapitel werden Symptome, Krankheiten und Zustände angesprochen. Vorangestellt ist, auch um klarzustellen, dass zielgerechtes Handeln notwendig sein kann, der Umgang mit Notfallsituationen. Es folgen dann Symptome, Zeichen, die an sich noch keine Diagnose darstellen, und dann in alphabetischer Reihenfolge eine Auswahl einzelner konkreter Krankheiten und Beschwerden. Diese führt zwar zu Gedankensprüngen über ganz verschiedene Themenbereiche, wurde aber der besseren Orientierung halber gewählt. Im Sachverzeichnis am Ende des Buches finden Sie die einzelnen Stichworte noch einmal aufgelistet.

Notfälle

In der internationalen Kindergesundheit (Weltgesundheitsorganisation, Hilfsorganisationen) wurden sogenannte »allgemeine Gefahrenzeichen« *(general danger signs)*[13] definiert, um zu klären, ob ein Kind durch lokale Gesundheitskräfte behandelt werden kann oder einem Arzt oder im Krankenhaus vorgestellt werden muss. Zur Beurteilung der Dringlichkeit lautet die erste Frage, wie lange die Symptomatik schon besteht: Ist es etwas Akutes, oder geht das Geschehen schon länger? Das weitere Vorgehen richtet sich dann nach den einzelnen Symptomen (siehe Tabelle 1).

Tabelle 1: Allgemeine Gefahrenzeichen
Gefahr besteht, wenn das Kind • verlangsamt, apathisch, nicht ansprechbar oder gar bewusstlos ist, • mehr als 5 Minuten krampft oder gekrampft hat, • sehr schnell oder angestrengt atmet oder die Haut blau angelaufen ist (Zyanose), • (über mehr als 24 Stunden) alles erbricht, • (mehr als 24 Stunden) nicht mehr essen und trinken will, • schwere Verletzungen mit äußeren oder inneren Blutungen hat.

Das Wichtigste bei jeder Art von Notfall ist, erst einmal Ruhe zu bewahren, sich einen Überblick zu verschaffen und die Situation einzuschätzen, um die richtige Wahl zu treffen, welche Maßnahmen am dringlichsten und damit erstrangig sind. Die Angaben, die man bei einem Notruf oder auch bei einem Anruf in der Praxis auf jeden Fall machen sollte, stehen in Tabelle 2.

Tabelle 2: Angaben beim Notruf
• Wer ruft an? (Geben Sie Ihre Rückrufnummer an!) • Wo befindet sich der Patient? • Was ist passiert? • Wie viele sind betroffen? • Wann ist es passiert?

Warum ist das so wichtig? Wenn zum Beispiel keine Rückrufnummer angegeben wird oder wenn nicht vermittelt wird, wo sich der Patient gerade befindet, wird der Rettungsdienst unter Umständen an den falschen Ort geleitet. Nicht selten bricht der Anrufer in der Aufregung das Gespräch ab, oder es wird aufgrund der Notfallumstände plötzlich unterbrochen. Das Gespräch sollte immer die Leitstelle beenden, nicht der Anrufer!

Im Anschluss sollte der Zustand des Patienten überprüft und möglichst genau beschrieben werden (siehe Tabelle 3).

Tabelle 3: Checkliste Notfallsymptome
□ *Reagiert das Kind, kann es sprechen (Alter berücksichtigen)? Wenn nicht, warum nicht?* – Apathie, Bewusstlosigkeit, Krampf, Lähmung, Vergiftung? □ *Atmet es normal?* – Stridor (Krupp), Asthmaanfall, Luftnot, Atemstillstand? □ *Hat es Schmerzen?* – Wo, seit wann, warum (Unfall?) □ *Läuft das Kind herum (Alter berücksichtigen)?* – Warum nicht?

Es ist oft nicht einfach festzustellen, was ein wirklicher Notfall ist. Vieles sieht dramatischer aus, als es ist, aber viele wirkliche Notfälle kommen zuerst ganz undramatisch daher. Ein Anhaltspunkt gibt Tabelle 4.

Tabelle 4: Handlungsanweisung für Notfälle

Lebensbedrohlich, »sofort, unverzüglich« gehandelt werden muss bei folgenden Symptomen:

- Atemnot, fehlende Atmung,
- Pulslosigkeit, Schockzustand,
- Bewusstlosigkeit, Nichtansprechbarkeit,
- Lähmungen, Ausfälle, Krampfanfälle,
- Kopfschmerzen mit Nackensteifigkeit, Bewusstseinseintrübung,
- schwere Verletzung: Kopf, spritzende Blutung,
- allergische Reaktion mit Atemnot.

Dringliches Handeln (»gleich«) ist erforderlich bei folgenden Symptomen:

- andauerndes Erbrechen, insbesondere mit Kopfschmerzen,
- starke Schmerzen,
- starke Blutung,
- Verletzungen, Verbrennungen, Verätzungen, Stromunfall.

Bedingt dringlich mit der Handlungsnotwendigkeit »bald« sind folgende Symptome:

- heftiges Erbrechen mit und ohne Durchfall,
- hohes Fieber ohne sonstige Symptome,
- Zustand nach Fieberkrampf/Krampfanfall,
- wiedererlangtes Bewusstsein nach Ohnmacht,
- mäßige Schmerzzustände.

Husten oder erschwerte Atmung – Wann ist das schlimm?

Gefahrenampel

Notarzt, Klinik: Schnappatmung, schwere Atemnot, Fremdkörper, Blausucht (Zyanose) oder Blässe und Apathie.

zeitnah zum Arzt: sehr schnelle Atmung, hohes Fieber, ziehende oder pfeifende Atmung ohne Atemnot.

Heimbehandlung, kurzfristige Kontrolle: Husten ohne Beeinträchtigung, Erkältungszeichen.

Wie geht es dem Kind? Seit wann? War das Kind vorher gesund oder schon länger erkrankt? Was war vorangegangen? Hat es sich »verschluckt«?

Beurteilung: Oberkörper frei machen, das Kind muss ruhig sein, darf sich nicht aufregen oder weinen. Beobachtung möglichst bei ganz freiem Oberkörper, am besten aus der Entfernung, um das Kind nicht aufzuregen. Bei angestrengter Atmung genau beobachten: Geht die Luft schlecht herein (Stridor, »ziehende Atmung«: Luftröhre, Kehlkopf, zum Beispiel bei Pseudokrupp, siehe Seite 69) oder schlecht heraus (Pfeifen beim Ausatmen, Giemen, »pumpende« Atmung: Asthma, obstruktive »spastische« Bronchitis siehe Seite 71]? Wenn die Atmung in dieser Hinsicht unbeeinträchtigt ist, Zählen der Atemfrequenz: wie viele Atemzüge pro Minute? Mehr als vierzig Atemzüge pro Minute: dringender Verdacht auf Lungenentzündung (im ersten Lebensjahr bei mehr als fünfzig Atemzügen pro Minute).

Durchfall – Wann ist das schlimm?

Gefahrenampel

Notarzt, Klinik: Zeichen schwerer Austrocknung (Dehydratation, Exsikkose) – bewusstlos oder schwer apathisch, trinkt nicht, eingesunkene Augen, stehende Hautfalten.

Zeitnah zum Arzt: leichte Austrocknung – Unruhe, Reizbarkeit, will trinken (auch wenn es gleich wieder erbricht), Hautfalten verstreichen innerhalb von zwei Sekunden.

Heimbehandlung, kurzfristige Kontrolle: keine Austrocknungszeichen, anfängliches Erbrechen, trinkt gut, Schleimhäute feucht, Hautspannung gut.

Wie geht es dem Kind? Wie viele Entleerungen? Seit wann? War das Kind vorher gesund oder schon länger erkrankt? Was war vorangegangen? Ist Erbrechen dabei? Blut im Stuhl?

Beurteilung: Aufmerksamkeitszustand (Vigilanz), Lethargie? Körperspannung, allgemeiner Ernährungszustand, Gesichtsausdruck: eingesunkene Augen? Schleimhäute feucht oder trocken (Mundhöhle, Lippen), Bauch gebläht oder eingesunken, Hautspannung (eine abgehobene Hautfalte am Unterbauch verstreicht normalerweise sofort, verstreicht sie langsam, ist es ein Zeichen für beginnende Austrocknung, bleibt sie länger als zwei Sekunden stehen, besteht schwere Austrocknung)? Wie reagiert das Kind auf Flüssigkeits- oder Nahrungsangebot? (Bei Kindern über einem Jahr: »Brezeltest«: Angebot eines Salzbrezelchens.)

Wenn das Kind apathisch oder ausgetrocknet ist, fortgesetztes Erbrechen und Flüssigkeitsverweigerung mehr als zwölf Stunden und die Nahrungsverweigerung über mehr als 24 Stunden anhalten, muss das Kind in die Klinik. Zeitnah ärztliche Hilfe sollte bei blutigen Stühlen, bei anhaltendem Durchfall über zwei Wochen in Anspruch genommen werden. Näheres siehe Seite 84.

Ohrenschmerzen – Wann ist das schlimm?

Gefahrenampel

Notarzt, Klinik: Schwellung hinter dem Ohr (Mastoiditis), Nackensteifigkeit, Apathie oder Bewusstlosigkeit.

Zeitnah zum Arzt: anhaltende Ohrenschmerzen, Fieber, anhaltende Absonderungen aus dem Ohr (Laufohr, Otorrhoe), stark behinderte Nasenatmung.

Heimbehandlung, kurzfristige Kontrolle: Ohrenschmerzen bei Infekt. Behandlung mit Schlucken, Lutschen, Kauen (Kaugummi), Gähnen, »Durchpusten« (Valsalva-Manöver, siehe Seite 169), schmerzstillende Maßnahmen.

Seit wann? Wie geht es dem Kind sonst? War das Kind vorher gesund oder schon länger »verrotzt«? Was war vorangegangen?

Ohrenschmerzen sind schlecht auszuhalten und beruhen meist auf einem stark gespannten Trommelfell. Dies kann plötzlich, etwa durch Druckveränderungen, oder schleichend entstehen, zum Beispiel durch Flüssigkeitsansammlungen hinter dem Trommelfell. Ein kurzzeitig auslaufendes Ohr bedarf bei Beschwerdefreiheit keiner weiteren Akutbehandlung, lediglich Trockenlegen durch Aufsaugen des Sekrets (siehe Seite 168).

Fieber – Wann ist das schlimm?

Gefahrenampel

Notarzt, Klinik: Nackensteifigkeit, Apathie oder Bewusstlosigkeit.

Zeitnah zum Arzt: anhaltendes Fieber ohne Grund über mehr als drei Tage.

Heimbehandlung, kurzfristige Kontrolle: eventuell fiebersenkende Maßnahmen (siehe Fieber, Seite 47).

Wie geht es dem Kind? Wie hoch ist die Temperatur? Seit wann? Verlauf des Fiebers? War das Kind vorher gesund oder schon länger erkrankt? Was war vorangegangen (zum Beispiel Impfungen, vor allem Lebendimpfungen wie MMR)? Welche Symptome sind sonst noch dabei? Welche Erkrankungen gibt es in der Umgebung? Was hängt in Krippe oder Kindergarten aus? Impfstatus? Auslands-, insbesondere Tropenaufenthalt? Allgemeines zu Fieber siehe Seite 50.

Beurteilung: Allgemeinzustand, Infektzeichen, Nackensteifigkeit (Unfähigkeit, den Kopf nach vorn zu beugen, am besten zu beurteilen, indem man das Kind aktiv nach unten schauen lässt, zum Beispiel durch ein Nahrungsangebot, ein Licht oder etwas anderes Interessantes). Windelgeruch?

Fieber beim Kind unter zwei Monaten (Neugeborenem/jungem Säugling): Hier gelten besondere Regeln. Fieber ist selten in dem Alter und immer abklärungsbedürftig. Zunächst ist Überwärmung auszuschließen: frei machen und Hitzestau abdampfen lassen, dann erneute Überprüfung (siehe Seite 50).

Gefahrenampel

Notarzt, Klinik: Krampf, Apathie, Reglosigkeit, schnelle Atmung (über fünfzig Atemzüge pro Minute), erschwerte Atmung mit Einziehungen, Trinkschwäche, Untertemperatur (unter 35,5 Grad) nach Ausschluss Unterkühlung, Fieber über 38 Grad nach Ausschluss Überwärmung, schlechter Allgemeinzustand.

Zeitnah zum Arzt: Blasenbildung der Haut, Pusteln, geröteter Nabel, besorgte Eltern aus anderen Gründen, Informationsbedürfnis.

Heimbehandlung, kurzfristige Kontrolle: keine Zeichen einer generellen oder lokalen Erkrankung. Beratung durch Hebamme oder bei der nächsten Vorsorge.

Symptome und Zustände

Fieber – ist das schlimm?

Fieber ist ein Symptom, keine Krankheit. Im Gegenteil ist Fieber eine Maßnahme, die der Körper ergreift, um eine Krankheit zu bekämpfen oder gar zu heilen. Das ist schon seit Jahrtausenden bekannt. Viel zitiert wird der dem Vorsokratiker Parmenides von Elea (etwa 520–460 v. Chr.) zugeschriebene Satz »Gebt mir die Macht, Fieber zu erzeugen, und ich heile alle Krankheiten«. Dennoch gilt Fieber traditionell als ein schlimmes Krankheitszeichen und ist damit negativ konnotiert. Die Entwicklung von Fieber stellt einen physiologischen Anpassungsprozess dar und ist nicht als Entgleisung zu verstehen. Denn das Fieber gilt als Heilkraft der Natur *(vis mediatrix naturae)*. Es ist kontraproduktiv Fieber zu senken, weil damit die eigene Abwehrkraft geschwächt wird. Statt dem Patienten zu helfen, nehmen wir ihm etwas weg: seine Selbstheilungsbemühungen.

Schon der Arzt, der das Fiebermessen und das Führen von Fieberkurven einführte, Carl Reinhold August Wunderlich (1815–1877), stellte fest, dass Fieber nur ein begleitendes Symptom und nicht die Krankheit selbst ist. Seither wird Tag für Tag bei Millionen von Patienten in den Krankenhäusern auf der ganzen Welt morgens und abends die Körpertemperatur gemessen, es gehört zu den klassischen Pflegeverrichtungen. Früher wurde aus den Fieberkurven neben wichtigen Erkenntnissen über die Art des Fiebers viel herausgelesen und spekuliert, heute dagegen ist eine Beurteilung des Fieberverlaufs gar nicht mehr möglich, weil auf Fieber sofort mit fiebersenkenden Medikamenten reagiert wird. Damit berauben wir uns einer wichtigen Information über die Art des Fiebers und die Art der Erkrankung.

Selbst nach Jahrtausenden medizinischer Praxis gibt es keine gültige klinische Definition von Fieber, auch wenn jeder, ob Laie oder medizinisches Personal, zu wissen glaubt, was das ist. Meist wird Fieber als erhöhte Körpertemperatur über einem wie auch immer definierten Schwellenwert definiert, zum Beispiel 38,5 Grad. Damit fängt es schon bei der Definition von Fieber an, schwierig zu werden, zumal der Verlauf der Körpertemperatur eine Periodik hat: Am Spätnachmittag ist die Körpertemperatur höher als morgens, man spricht auch von Abendfieber. Das ist für die Praxis sehr bedeutsam, weil wir Patienten, oft nach einer schlimmen Nacht, in der Regel vormittags sehen, wenn es ihnen noch relativ gutgeht. Das gilt insbesondere für Kinder, die dann, weil es ihnen morgens gutgeht, in die Krippe oder in den Kindergarten geschickt werden und später abgeholt werden müssen, weil das Fieber wieder steigt. So gilt die Regel, dass Kinder nur dann wieder in die Einrichtung dürfen, wenn sie am Vorabend und in der Nacht kein Fieber mehr hatten.

In alten Zeiten wurde das Fieber bei Krankheit als ein gutes Zeichen angesehen, als Ausdruck eines Feuers oder »Kochungsprozesses«, der die Krankheit bekämpft. Erst in neuerer Zeit wurde Fieber mit Entzündung gleichgesetzt, und weil derartige »Fieber« mit Krankheit und Tod einhergehen konnten, wurden sie gefürchtet und bekämpft. Seit über hundert Jahren gibt es wirksame Medikamente, mit denen das Symptom »Fieber« unterdrückt werden kann. Auch heute noch wird Fieber eher als Ursache einer Erkrankung denn als Reaktion des Organismus gesehen, obwohl wissenschaftlich längst gezeigt werden konnte, dass es sich hier um einen sinnvollen körpereigenen Anpassungsprozess handelt. Dennoch hält sich das Denken, dass Fieber als Symptom bekämpft und gesenkt werden muss, ja, es gibt geradezu eine Fieberphobie, die Angst, dass Fieber schädlich und gefährlich ist und ohne Intervention steigt und steigt, bis das Körpereiweiß ausfällt und der Mensch stirbt. Ein solches Fieber gibt es aber nicht, allenfalls im Krankenhaus als lebensbedrohliche Narkosekomplikation, die maligne Hyperthermie.

Wann ist erhöhte Körpertemperatur Fieber?

Eine Körpertemperatur, die den normalen Wert um mehr als 1 Grad Celsius überschreitet, gilt als Fieber, wenn andere äußere Ursachen einer erhöhten Körpertemperatur wie Sonnenstich, sonstige Überhitzung oder ein Anstieg der Körpertemperatur durch körperliche Belastung ausgeschlossen sind (siehe auch Überhitzung, Seite 59). Eine absolute fieberdefinierende Temperatur gibt es nicht. Angesichts dieser Unklarheiten im Umgang mit dem gängigsten Krankheitssymptom muss geklärt werden, was Fieber eigentlich ist, was die Zeichen von Fieber sind, wie Fieber und Überhitzung auseinandergehalten werden können und ob Fieber überhaupt behandelt werden muss. Dabei sollte Berücksichtigung finden, dass Fieber nicht nur Symptom einer Erkrankung, sondern nach der gängigen Auffassung und umgangssprachlich auch Ausdruck eines Gemütszustands sein kann. Die Umgangssprache mit ihren Begriffen (etwa »Reisefieber«, einem Ereignis »entgegenfiebern« oder auch etwas »fieberhaft« suchen) hilft uns da weiter. In vielen Romanen und Erzählungen, auch in Kinderbüchern, spielen Fieber eine Rolle, die durch heftige Gemütsbewegungen wie etwa Kummer ausgelöst werden, man denke etwa an Lottes Fieber im *Doppelten Lottchen* von Erich Kästner. Die Wissenschaft lehnt solch einen Zusammenhang zwar ab, der aufmerksame Beobachter kann aber immer wieder feststellen, dass es derartige Zustände gibt.

Fiebersenkung beeinträchtigt das Immunsystem

Fieber erhöht unter anderem die Durchblutung der Lymphknoten und aktiviert so die zelluläre, durch die weißen Blutkörperchen gestützte Abwehr. Es ist schon lange bekannt, dass schwerkranke

Patienten, die noch Fieber entwickeln können, etwa bei einer Blutvergiftung, eine viel bessere Prognose haben als diejenigen, die nicht fiebern können.

Wird Fieber gesenkt, verlängert sich beispielsweise die Virusausscheidung von Patienten mit Rhinovirus-Infektionen und die Erkrankungsdauer bei Windpocken bei Kindern. Selbst die Immunantwort nach Impfungen ist unter »Fieberzäpfchen« schlechter: Zwar sind fieberhafte Impfreaktionen seltener, aber die Antikörperbildung ist gegen alle untersuchten Antigene geringer. Das stellten tschechische Forscher in einer von einem Impfstoffhersteller (GSK) gesponserten Studie[14] an 459 gesunden Säuglingen fest: Die Kinder wurden gleichzeitig gegen Pneumokokken, Rotaviren, Haemophilus Influenza B, Keuchhusten, Tetanus, Diphtherie, Polio und Hepatitis B geimpft. Die Hälfte von ihnen bekam innerhalb von 24 Stunden drei Dosen Paracetamol, um eine fieber- oder schmerzhafte Impfreaktion zu verhindern. In der behandelten Gruppe trat zwar seltener eine Temperaturerhöhung über 38 Grad auf, aber die Antikörperbildung war deutlich schwächer. Selbst nach der Auffrischungsimpfung im zweiten Lebensjahr war die Immunantwort auf einige Antigene geringer als in der Kontrollgruppe, sodass die Autoren vor einer vorbeugenden Gabe von Paracetamol abraten.

Noch aufregender sind Befunde, die sich um die Diskussion ranken, ob die MMR-Impfung Autismus verursacht: Nachdem geklärt zu sein scheint, dass die Impfung selbst wohl nicht dafür verantwortlich ist, wird die Gabe von Paracetamol bei der häufigen Impfmaserreaktion für die Zunahme der Autismusfälle angeschuldigt. All diese Befunde sprechen unbedingt dagegen, Fieber um des Fiebersenkens willen zu behandeln.

Was kann man tun?
Wenn wir ein krank wirkendes und wegen hohen Fiebers beziehungsweise Kopf- oder Gliederschmerzen leidendes Kind vor uns haben, dürfen wir auch mal ein Schmerz-Fieber-Mittel geben, um die Situation zu klären. Ich rate immer: Bevor Sie den Notarzt rufen, versuchen Sie's lieber erst einmal mit einem solchen Medikament. Denn damit kann man sich so manche übereilte Reaktion, so manchen Arzt- oder Krankenhausbesuch ersparen. Wenn es dem Kind mit dieser »Dopingmaßnahme« sehr viel besser geht, kann man getrost annehmen, dass nichts Schlimmes vorliegt. Natürlich hält diese Wirkung nicht lange vor, derartige Mittel wirken nur etwa vier bis sechs Stunden. Es gibt aber gar keinen Grund, mit der Behandlung fortzufahren, wenn es nicht der Zustand des Kindes erforderlich macht.

Die Indikation zur Behandlung ist nicht die Höhe des Fiebers, sondern immer der Zustand des Kindes. Es kann sogar sein, dass Sie zu einem solchen Medikament greifen müssen, wenn es dem Kind schlechtgeht und es gar kein Fieber hat, etwa bei heftigen Gliederschmerzen, wenn eine Grippe im Anzug ist, oder bei Verletzungen. Denn zunächst einmal wollen wir dem Kind helfen.

Aber auf keinen Fall ist ein Schmerz- oder Fiebermittel ein »Muss-Medikament«. Man *kann* es geben, und es kann im Moment vieles erleichtern. Doch heilen werden diese Medikamente nicht, allenfalls die Heilung verzögern. Charles Darwin (1809–1882) soll behauptet haben, dass die Menschheit längst ausgestorben wäre, wenn sie nur noch mit Medikamenten überleben könnte.

Zusammenfassend gesagt, ist Fieber eine im Rahmen der Regulation der Körpertemperatur gewollte, beabsichtigte und systematische Reaktion des Organismus auf eine Aktivierung des Immunsystems und bedarf in der Regel keiner Behandlung. Fieber beruht auf einer zentralen Umregulierung, dabei bleibt die Wärmeregulation an sich intakt. Fieber ist selbstbegrenzend und folgte einer eigenen Dynamik. Der natürliche Verlauf des Fiebers ist wichtiges diagnostisches Hilfsmittel. Eine Behandlung sollte sich am Allgemeinzustand des Patienten orientieren, wobei die Vermittlung des Wissens um die positiven Auswirkungen von Fieber einen zurückhaltenden Umgang mit Fiebermitteln fördert. Eine Überhitzung bei Säuglingen oder durch körperliche Aktivität benötigt selbstverständlich keine medikamentöse Behandlung, sondern bedarf lediglich physikalischer Maßnahmen. Fieber sollte nicht um seiner selbst willen behandelt werden. Das therapeutische Potenzial von Fieber ist trotz jahrhundertelanger Erfahrungen noch weitgehend unbekannt und ungenutzt.

Angst vor Fieber

Was den Umgang mit Fieber am meisten erschwert, ist die unausrottbare Angst vor ihm. Diese ist kulturspezifisch unterschiedlich ausgeprägt. Russische Familien beispielsweise beschwören den Arzt, dass schon 37,9 Grad ein hohes Fieber ist, das unbedingt untersucht und behandelt werden muss. Weil Gesundheitsängste in der Hierarchie der Ängste ganz oben angesiedelt sind, gehört das Fieber als Symptom zu den wichtigsten Angstmachern. Ist denn Fieber manchmal schlimm? Natürlich kann das Allgemeinbefinden unter Fieber leiden und eine individualisierte Behandlung notwendig machen. Meist ist es aber der Behandlungsdruck, den Angehörige, Pflegepersonen oder Ärzte sich selbst machen. Es ist erzieherisch dringend notwendig, all diesen zu vermitteln, Medikamente allgemein, aber speziell Antipyretika zurückhaltend und verantwortungsvoll anzuwenden.

Heilt Fieber? – Die Fiebertherapie

Es gibt seit alters viele Beschreibungen von Heilungen durch fieberhafte Erkrankungen. Schon Hippokrates (460–370 v. Chr.) beschrieb die Heilung der Epilepsie durch Malaria, Galen (130–

210 n. Chr.) die Heilung von Depression, und auch die alten Meister der Neuzeit beschrieben Besserungen vor allem von psychischen Problemen durch fieberhafte Erkrankungen. Die manchmal günstige Beeinflussung von Psychosen durch Pocken führte zu Versuchen, eine Pockenimpfung als Therapie einzusetzen, allerdings mit wechselnden Ergebnissen. Auch mit Bluttransfusionen wurde versucht, Fieber zu erzeugen, nach heutigem Wissen müssen es Fehltransfusionen gewesen sein, die sich auch nicht beliebig wiederholen ließen.

Fieber und Krebs

Die Wissenschaft sollte sich mehr mit den spontan geheilten Fällen von als unheilbar geltenden Krankheiten beschäftigen. Was führte zu den Spontanheilungen? Sind sie wirklich »spontan«, oder gibt es Gründe? Damit befasst man sich vergleichsweise wenig, vielleicht sogar weniger denn je, weil derartige Patienten aus den heute üblichen Therapiestudien herausfallen. Bestimmte Tumoren, etwa das Neuroblastom bei Säuglingen, werden wegen einer hohen Spontanheilungsrate heute häufig gar nicht mehr behandelt – ohne dass man weiß, warum die einen spontan heilen, andere dagegen rasch versterben. Was auffällt, ist, dass sich in der Vorgeschichte von Krebspatienten generell weniger fieberhafte Infektionen als bei Kontrollen finden. Eindrücklich konnte dies für den häufigsten Krebs bei Kindern gezeigt werden, die Leukämie: Kinder mit vielen banalen Infekten in Tageseinrichtungen haben ein geringeres Risiko, an einer akuten lymphatischen Leukämie zu erkranken.

So wurden spätestens seit dem 18. Jahrhundert bis heute immer wieder einzelne Fälle von Spontanheilungen von Krebs im Zusammenhang mit fieberhaften bakteriellen Infektionen bekannt. Meist waren es Wundrosen, also Erysipele, die berichtet wurden, aber auch Virusinfekte wie Masern. Viele dieser Fälle sind sehr genau dokumentiert und analysiert worden. Der amerikanische Chirurg

William Coley (1862–1936) beispielsweise fand 38 Berichte von Krebspatienten mit Wundrosen, die in zwölf Fällen zur vollständigen Heilung, in den übrigen zur Besserung führten. Er entwickelte daraufhin eine Bakterienzubereitung (*mixed bacterial vaccine* oder MBV, »Coley's Toxin«), die erste Immuntherapie für Krebs, und konnte damit vor allem bei Sarkomen beachtliche Erfolge erzielen. Die Erfolgsrate lag bei 57 Prozent bei einer Nachbeobachtungszeit von bis zu 62 Jahren.[15] Mit der Bestrahlungbehandlung und der Chemotherapie sank das Interesse an der Immuntherapie, die schließlich eingestellt werden musste, weil das Präparat nach der Contergan-Affäre nicht mehr zugelassen war. Eine Nachzulassung war zu teuer, da das Präparat nicht patentierbar und damit für die Industrie zu wenig lukrativ gewesen wäre. So ist es still geworden um diese Behandlung.

Mit Fieber behandeln – ein Verbrechen oder ein Fall für den Nobelpreis?

Julius Wagner-Jauregg (1857–1940) war der erste Psychiater, der einen Nobelpreis erhielt: Er bekam ihn im Jahr 1927 für seine Arbeiten zur Heilung des Spätstadiums der Syphilis, der progressiven Paralyse, durch die Malariatherapie, allerdings mit drei Jahren Verspätung, wie er in seinen Lebenserinnerungen schreibt. Veto legte 1924 der schwedische Psychiater Bror Gadelius (1862–1938) ein, die größte skandinavische Autorität für Psychiatrie und Mitglied des Nobelpreiskomitees. Er konnte nicht befürworten, einem Arzt, der einem Paralytiker Malaria einimpft, den Nobelpreis zu verleihen, denn er sei in seinen Augen ein Verbrecher. Erst nach dessen Pensionierung konnte Wagner-Jauregg dann den Preis 1927 entgegennehmen. Die Entstehungsgeschichte der Malariabehandlung ist eine Geschichte der Fiebertherapie.

Als Wagner-Jauregg seine erste Stelle an einer psychiatrischen Klinik antrat, erkrankte eine Patientin, die seit Monaten an einer schweren Depression litt, an einem Erysipel und entwickelte hohes

Fieber. Darunter kam es zur völligen Heilung der Geisteskrankheit. Daraufhin beschloss er, dieses Naturexperiment zum Zwecke der Heilung von psychischen Störungen einzusetzen. Er sichtete alle Heilungen, die bei Geisteskranken durch zufällig eingetretene fieberhafte Infektionskrankheiten erfolgt waren, und folgerte, dass frisch aufgetretene Geisteskrankheiten mit sehr großer Wahrscheinlichkeit durch schwere Akuterkrankungen wie Typhus, Erysipel oder andere hochfieberhafte Infekte geheilt werden können. Ein Drittel seiner etwa 200 Patienten wurden geheilt, ein Drittel gebessert, ein Drittel unbeeinflusst. Je akuter oder relativ frischer die psychische Störung aufgetreten war, umso höher war die Erfolgsrate.

Wagner-Jauregg spezialisierte sich auf die Spätform der Syphilis, die damals unheilbare progressive Paralyse, ein häufiges Krankheitsbild in psychiatrischen Kliniken. Die Malaria-Fiebertherapie wurde für diese Indikation zu einem weltweit anerkannten Routineverfahren. Damit war erstmals die progressive Paralyse (fortschreitende Lähmung durch Syphilis) zu einer heilbaren Krankheit geworden. Seit der etwa in den vierziger Jahren begonnenen Behandlung der Syphilis mit Penicillin hat die Malariatherapie heute nur mehr historischen Wert. Dennoch sollte man die Grundidee, dass Fieber heilen kann, unbedingt im Auge behalten und diese Frage mehr zum Forschungsgegenstand machen, als das Fieber zu bekämpfen.

Heutige Fiebertherapien

Therapien mit Fiebererzeugung werden heute nicht mehr eingesetzt. Offensichtlich wurden keine geeigneten fiebererzeugenden Mittel gefunden. Zunehmende Verbreitung findet aber eine Überwärmungsbehandlung (Hyperthermie), eine Erhöhung der Temperatur im gesamten Körper oder lokal mittels Infrarotstrahler, Ultraschall oder Mikrowellen. Sie wird nur selten als alleinige Therapie angewandt. Zahlreiche Studien haben jedoch gezeigt, dass durch Hyperthermie die Wirkung der konventionellen Therapieverfahren wie Bestrahlung oder bestimmter Zytostatika verstärkt wird. Für eine Reihe von Anwendungen gibt es einen Wirksamkeitsnachweis, insbesondere für die verbreitete lokale Behandlung des Prostatakrebses.

Überhitzung und Überwärmung – ist das schlimm?

Während das Symptom Fieber als vom Organismus selbst gewählter Anpassungsvorgang nicht schlimm ist, ist Überhitzung gefährlich. Jeden Sommer liest man in der Zeitung von Kindern, die, schlafend im Auto zurückgelassen, an Überhitzung gestorben sind.

Überhitzung und plötzlicher Kindstod

Weniger bekannt ist die Überhitzung als Hauptursache des plötzlichen Kindstods. Das ist alles andere als banal. Der Körper hat wenig Möglichkeiten, auf äußere Überhitzung zu reagieren: Schwitzen, hecheln, sich frei machen, mit Händen und Füßen Wärme ableiten – all diese Reaktionen sind unter Umständen nicht möglich. Besonders gefährdet sind Säuglinge.

Und der weitere als Ursache für den plötzlichen Kindstod angeführte Grund, die Bauchlage, ist höchstwahrscheinlich auch mit der Überhitzung verknüpft, denn ein auf dem Bauch liegender Säugling kann nicht die Händchen ausstrecken oder sich anderweitig gegen Überhitzung schützen, insbesondere wenn er, wie früher üblich, tief in ein Schaffell versunken ist. Deshalb sollten insbesondere junge Säuglinge nicht zu warm angezogen werden. Die Händchen dürfen und sollen eher etwas kühl sein, denn wenn sie heiß sind, dient es der Wärmeregulation: Die Wärme wird nach außen abgeleitet. Aus diesem Grunde sind auch Handschühchen und

Mützchen im Hause nicht nur unnötig, sondern können schädlich sein.

Zur Vorbeugung des plötzlichen Kindstods sind daher die wichtigsten Maßnahmen, kühl (das Zimmer sollte wenig oder nicht geheizt sein) und in reiner Luft zu schlafen (Rauchen in der Wohnung gilt ebenfalls als Hochrisikofaktor), die Luft frei um den Kopf zirkulieren zu lassen, in einem Schlafsack auf harter, fester Matratze mit einer Molton-Unterlage zu schlafen, ohne Kopfkissen, und die Händchen frei zu halten. Ob das Kind dann lieber auf dem Bauch schlafen will oder auf dem Rücken, spielt meines Erachtens keine Rolle: Viele Kinder schlafen lieber auf dem Bauch und sind dann viel zufriedener (zur Bauchlage und der Vermeidung von Liegeschäden siehe auch Seite 59).

Warum überhitzen Babys?

Häufig werden in der Praxis junge Säuglinge vorgestellt, die hochrot sind, schnell atmen, denen es sichtlich schlechtgeht und die ganz dick eingepackt sind. Das Erste, was man in dieser Situation tun sollte, ist, das Kleine »abdampfen« zu lassen. Viele Säuglinge mit vermeintlichem Fieber konnte ich nur durch Auspacken und etwas Auskühlenlassen vor einer Klinikeinweisung bewahren, die bei der Symptomatik in diesem Alter angezeigt gewesen wäre!

Wie kommt es dazu? Oft ist es ein kleiner Teufelskreis: Das Kind ist etwas erkältet und hat eine Schniefnase mit geräuschvoller Nasenatmung. Die Eltern denken bei einer Erkältung, es sei für das Kind zu kalt, und packen es wärmer ein. Da junge Säuglinge nicht so gut schwitzen können, versuchen sie, mit einer schnelleren Atmung Wärme abzuleiten, so wie es ein Hund, der auch nicht schwitzen kann, beim Hecheln macht. Wenn der Säugling dann über die Nase hechelt, wird die Atmung noch geräuschvoller, das hin und her bewegte Sekret führt zu einer röchelnden und vor allem von unerfahrenen Eltern oft als sehr bedrohlich erlebten

Atmung. Viele, sehr viele Arztbesuche haben diesen Anlass – und wären völlig unnötig, weil durch bloßes Kühlerhalten die Symptomatik rasch gebessert wird.

Da Fieber und schnelle Atmung auch ein Zeichen der Lungenentzündung sein kann (siehe Seite 78), ist diese Unterscheidung für die zu treffenden Maßnahmen sehr wichtig: Beruhigt sich die Atmung nach Abkühlung, liegt lediglich eine Überwärmung vor und keine schlimme Krankheit.

Schmerzen – wie schlimm ist das?

Nach der Internationalen Gesellschaft zur Erforschung des Schmerzes (IASP) wird Schmerz als ein »unangenehmes Sinnes- oder Gefühlserlebnis« definiert, »das mit tatsächlicher oder potenzieller Gewebeschädigung einhergeht oder von betroffenen Personen so beschrieben wird, als wäre eine solche Gewebeschädigung die Ursache«.[16] Aus dieser etwas gestelzten Beschreibung lässt sich schließen, dass der Schmerz ein Warnsignal und deshalb von großer Bedeutung für unser Leben und Überleben ist. Gleichzeitig wird der subjektive Charakter des Schmerzes betont, sein Erleben. Im Konzept einer biopsychosozialen Medizin, das diesem Buch zugrunde liegt, ist wie bei vielen anderen Symptomen auch das Erleben von Schmerz als das Resultat einer Wechselwirkung von körperlichen, seelischen und sozialen Faktoren anzusehen. Schmerz ist das, was wir als Schmerz wahrnehmen und oft schlecht vermitteln können. Insbesondere ein Kind kann, je jünger, desto ausgeprägter, das Ausmaß von Schmerzen und deren Überlagerung von Umgebungsbedingungen kaum ausdrücken; und sein Spektrum der Möglichkeiten, Schmerz zu zeigen, ist sehr begrenzt: Es schreit. Dieses grundsätzliche Verständigungsproblem macht den Umgang mit Schmerzen bei Kindern nicht einfach.

Schmerzalarm

Das Symptom »Schmerz« muss zur Suche nach einer auslösenden Ursache führen. Ein Fehlen des Alarmsystems »Schmerz« zur Warnung vor Gesundheitsschäden kann zu schweren Beeinträchtigungen bis hin zum Tod führen. Bekanntere Beispiele sind die Verkrüppelungen bei Lepra, die nicht durch die Krankheit, sondern die fehlende Schmerzwahrnehmung und die dadurch resultierenden Verletzungen entstehen. Oder die Gefühlsstörung bei lang dauernder Zuckerkrankheit, die dazu führt, dass Verletzungen oder Entzündungen nicht bemerkt und daher nicht behandelt werden.

Wenn die schmerzauslösende Situation nicht mehr besteht, gehen die Schmerzen meist zurück. Das scheint banal, kann aber bei der Behandlung von Bedeutung sein. So sollte ein ordnungsgemäß versorgter Bruch nicht mehr schmerzen. Bleiben die Schmerzen oder treten sie wieder auf, muss an der ordnungsgemäßen Behandlung gezweifelt und zum Beispiel ein Gips wieder entfernt werden. Allerdings kann die Erinnerung und die entsprechende Erwartungs- und Schonhaltung bestehen bleiben. So verliert sich die Warnfunktion, und die Schmerzen können sich verselbstständigen. Auch dies erschwert den Umgang Dritter, also der Eltern, des Partners oder auch des Arztes mit dem sehr persönlichen Erleben von Schmerzen.

Erst mal helfen

Je jünger das Kind ist und je weniger es selbst ausdrücken kann, was ihm fehlt und wo es schmerzt, umso wichtiger ist eine frühzeitige Schmerzbehandlung. Auch Neugeborene und Frühgeborene, denen man lange eine Schmerzempfindung abgesprochen hat, benötigen eine angemessene Schmerztherapie, weil auch schon in diesem Alter intensive Schmerzreize später zu verselbstständigten chronischen Schmerzzuständen führen können.

Vor Kurzem riefen mich Eltern an, dass ihr zweijähriges Kind sich verbrüht habe, man hörte es im Hintergrund brüllen. Ich riet, als Erstes neben der Kühlung durch Wasser sofort ein Schmerzmittel zu geben und dann herzukommen. Als die Eltern eintrafen, schlief das Kind auf dem Arm der Mutter, obwohl sich die Verbrühung als so ausgedehnt erwies, dass das Kind mit dem Hubschrauber in ein Brandzentrum geflogen werden musste.

Viele unklare Situationen lassen sich rascher aufklären, wenn zuerst die Schmerzen behandelt werden, das haltlose Schreien aufhört und sich das Kind überhaupt erst untersuchen lassen kann. Das soll keinesfalls heißen, dass Schmerzen immer und andauernd behandelt werden müssen, aber man kann es probieren, um dann die Lage besser einschätzen zu können. Etwas wirklich Schlimmes kann man nicht mit einem einfachen Schmerzmittel unterdrücken. Wenn eine Alarmanlage schrillt, darf man sie allerdings ruhig ausmachen, wenn man herausgefunden hat, warum ein Alarm ausgelöst wurde.

Was kann man tun?

Das einzige »Notfallmedikament«, das ich Eltern im ersten Lebensjahr mit drei Monaten rezeptiere, ist ein Schmerzmittel (Paracetamol oder Ibuprofen). Ich verschreibe es meist im Zusammenhang mit der ersten Impfung, aber gebe entsprechende Hinweise zum Gebrauch dieser vielfach missbräuchlich angewendeten Medizin: So ist es nicht das sprichwörtliche »Fieberzäpfchen«, sondern eben ein Schmerzmittel, ein Analgetikum, das aber auch fiebersenkend wirkt. Es ist das Ausschalten des Alarmknopfs, das eigentlich erst dann erfolgen soll, wenn die Ursache des Alarms hinreichend bekannt ist oder wenigstens die verschärfte Aufmerksamkeit auf das Kind gerichtet wird. So ein Notfallmedikament kann manchen unsinnigen nächtlichen Notarzteinsatz oder das Aufsuchen eines Notdienstes ersparen. Denn in den meisten Fällen wird man im Krankenhaus auch zunächst das Kind und die Eltern beruhigen, dann etwas gegen die Schmerzen geben, um nun in Ruhe untersuchen zu können und meist nichts zu finden: »Da müssen wir erst einmal sehen, was das Kind ausbrütet.« Immer natürlich vorausgesetzt, dass keines der im Kapitel »Notfälle« genannten allgemeinen Gefahrenzeichen vorliegt.

Aus Vorsichtsgründen sind die angegebenen Dosierungen in der Regel zu niedrig angesetzt. Bei Kindern berechnen sie sich nach dem Körpergewicht: Bei heftigen Schmerzen kann Paracetamol in einer einmaligen Dosierung von 15 bis 20 Milligramm pro Kilo Körpergewicht, danach 10 bis 15 (Tageshöchstdosis 60), Ibuprofen in einer Dosierung von 10 Milligramm pro Kilo Körpergewicht (Tageshöchstdosis 30) gegeben werden. Auch werden die auf der Packungsbeilage angegebenen Lebensalter zu sehr verallgemeinert, besser ist eine Berechnung nach dem Körpergewicht.

Kein Leben ohne Schmerzen

Der Umgang mit Schmerzen unterliegt einem gesellschaftlichen Zusammenhang, was dazu führt, dass Schmerz je nach Situation, Erziehung oder gesellschaftlicher Vorstellung sehr unterschiedlich erduldet wird. »Zähne zusammenbeißen und durch« oder die Vorstellungen eines grundsätzlich schmerzfreien Lebens sind die Gegenpole. Freiwillig zugefügte oder ertragene Schmerzen, wie bei selbstverletzendem Verhalten, können dazu dienen, ein abhandengekommenes Körpergefühl wiederherzustellen, »damit ich mich wieder spüre«. Das alterstypische Risikoverhalten von Jugendlichen provoziert schmerzhaftes Erleben und schmerzhafte Situationen.

Ein schmerzfreies Leben ist eine Illusion. Der Mensch wird mit Schmerzen geboren und verlässt diese Welt in der Regel mit ihnen. Schmerzfreiheit kann nicht zum Selbstzweck, zum Menschenrecht erhoben werden, sie ist Gefühllosigkeit (griechisch *anaisthēsía*, Anästhesie). Was aber sehr wohl ein Menschenrecht ist, ist eine angemessene Schmerzbehandlung. Und daran wird bei der Suche nach der Schmerzursache häufig nicht gedacht, ja, man hat die Schmerzbehandlung in manchen Situationen geradezu für kontraindiziert gehalten, um »nichts zu verschleiern«. Aber gerade in Akutsituationen, etwa bei einer Verbrühung oder einem Unfall, kann es wichtig sein, zunächst etwas gegen Schmerzen zu geben, um dann besser überprüfen zu können, was eigentlich passiert ist und vorliegt.

Chronische Schmerzen

Chronische Schmerzen ohne organische Ursache sind bei Kindern und Jugendlichen häufig und haben einen psychosomatischen Hintergrund. In der Regel sind es Kopfschmerzen, Bauchschmerzen, Schwindel und Übelkeit. Die angegebene Symptomatik ist sehr diffus und wenig konkret, ebenso wie Zeitangaben (»immer«). Sie beeinträchtigen das Familienleben, die Schule sowie die Ausbildung und sind daher sehr ernst zu nehmen, auch wenn es »nur« psychisch ist.

Die Frage, was denn im Leben schmerzt, darf durchaus gestellt werden und führt häufig zu aufschlussreichen spontanen Aussagen, die zum Kern des Problems führen. Zur weiteren Abklärung ist ein sogenannter Symptomkalender hilfreich: Dabei wird mit Symbolen, etwa Smileys mit heruntergezogenen Mundwinkeln (Emoticons), der Zeitpunkt des Auftretens von Schmerzen oder anderen Symptomen dokumentiert. Statt fertiger Vordrucke empfehle ich, einen solchen Kalender, den die Kinder selbst anlegen und führen sollen, individuell zu gestalten. Dann sieht man nicht selten Zusammenhänge zwischen Lebenssituation und Auftreten der Beschwerden, in mindestens der Hälfte der Fälle sind sie schon damit gut behandelbar. Dennoch sollte auch bei Besserung der vereinbarte Nachuntersuchungstermin wahrgenommen werden, um einen Wandel der Symptome auf eine andere Ebene oder auch die allgemeine Warnfunktion solcher Schmerzzustände nicht zu übersehen und das Kind in seinem Leid ernst zu nehmen.

Husten – ist das schlimm?

Das Wichtigste beim Husten ist zunächst, erst einmal abzuwarten, das Kind zu beruhigen und die Symptome zu lindern – damit liegt man immer richtig, wenn man die folgend beschriebenen Warnzeichen beachtet!

Ein Schutzreflex der Atemwege

Husten ist wie Fieber keine Krankheit, sondern ein Symptom, ein Zeichen. Er ist eines der häufigsten Symptome, derentwegen ein Arzt aufgesucht wird. Fast die Hälfte aller Akutvorstellungen einer Kinderarztpraxis betrifft das Symptom Husten – entweder isoliert oder im Rahmen eines Infekts der Atemwege. Husten wird als sehr belastend erlebt, vor allem vom Umfeld, in erster Linie den beunruhigten Eltern, aber auch von Erziehern und Verwandten. Ob alte Vorstellungen, etwa aus der Zeit der häufigen Tuberkulose, hier eine kulturelle Rolle spielen?

Es lohnt sich, die Frage zu stellen, was die Eltern am Husten beunruhigt, was genau sie besorgt, um mit dem äußeren Leidensdruck gezielt umgehen zu können. Auch die Umstände des Hustens sind in der Betrachtung des Symptoms Husten wichtig: Schläft das Kind etwa im Elternbett und hustet den Eltern nachts ins Ohr, ist die Wahrnehmung und Beeinträchtigung eine andere, als wenn man das Kind nachts im Nebenzimmer husten hört.

Husten ist kein Symptom zum Ärgern der Eltern, sondern ein wichtiger Schutzreflex, welcher der Reinigung der Atemwege dient. Offensichtlich wird dieser Schutzreflex beim »Verschlucken«, wenn ein Fremdkörper in die Atemwege gerät. Dabei kommt es zu einem heftigen Hustenanfall, der in aller Regel den Fremdkörper erfolgreich hinausbefördert. Wie falsch wäre es, hier den Husten zu unterdrücken! Der Hustenreflex ist ein so starker Schutzreflex, dass er kaum unterdrückt werden kann – weder willentlich noch durch

Medikamente, weil er zum Schutz der Atemwege so wichtig ist. Ein verbleibender Fremdkörper, aber auch Flüssigkeit und Schleim führen unweigerlich zur Beeinträchtigung des Gasaustauschs und zu Entzündungsreaktionen, zu einer Lungenentzündung. Daher ist Husten auch kein Symptom einer Lungenentzündung, sondern eher des Versuchs der Verhinderung dieser Erkrankung. Es ist sehr wichtig, das Symptom Husten von dieser Seite zu betrachten, um ihm seinen Schrecken zu nehmen. Wird es kognitiv umgedeutet, erleichtert es den Umgang damit ungemein: »Wie gut, dass mein Kind hustet, so werden die Atemwege gereinigt und die Lunge geschützt.«

Dennoch kann Husten auch das Zeichen einer Erkrankung sein und damit therapiebedürftig werden. Nur muss vor einer Behandlung eine Diagnose stehen und die Art des Hustens festgestellt werden. Das ist gar nicht so einfach, da Kinder ihre Symptome nicht beschreiben können und viele Patienten beziehungsweise Eltern nicht in der Lage sind, die Umstände des Hustens, die Modalitäten, zu benennen. Und während der Momentaufnahme, die der Praxisbesuch darstellt, lässt sich der Husten auch häufig nicht klassifizieren. Gerade dann hustet der Patient oft gar nicht – der »Vorführeffekt«, den wir täglich erleben.

So müssen wir uns auf das Erfragte verlassen. Als Erstes fragen wir: »Hat sich das Kind verschluckt? Könnte eine Fremdkörperaspiration infrage kommen?« Ein solches Ereignis oder der Verdacht darauf macht eine ganz andere Behandlungsstrategie und eine genaue Abklärung notwendig. Am gefürchtetsten sind Erdnussaspirationen, die nicht selten dadurch entstehen, dass das Kleinkind mit Erdnüssen spielt und diese in den Mund steckt, die Eltern sich entsetzt auf das Kind stürzen und dieses dann vor Schreck die Erdnüsse in den »falschen Hals« bekommt. Wenn also das Kleinkind irgendetwas Kleines im Mund hat, keine Panik, ganz ruhig bleiben und das Kind zum Ausspucken oder Hinunterschlucken bewegen.

Eine Schreckreaktion führt genau zu dem, was eigentlich verhindert werden soll.

Atmung beobachten

Nach dem Erfragen kommt die Beobachtung: Die erste und wichtigste Frage ist die, ob das Kind insgesamt krank wirkt oder unbeeinträchtigt. Einfach und auch für Eltern gut durchführbar ist dann die Beobachtung der Atmung: Man setzt das Kind mit freiem Oberkörper vor sich und beobachtet den Brustkorb: Atmet das Kind ruhig? Wenn es angestrengt atmet: Geht die Luft nicht hinein (»zieht« das Kind) oder nicht heraus (»drückt« das Kind also eher, benötigt es bei der Ausatmung Kraft)? Normalerweise ist die Einatmung etwas länger als die Ausatmung, und die Ausatmung geschieht »von selbst«, ohne Anstrengung. Wie schnell atmet das Kind, wie ist die Atemfrequenz?

Bei einem sehr krank wirkenden Kind mit einer schnellen, hechelnden Atmung besteht der Verdacht auf eine Lungenentzündung. Die ist gar nicht so leicht festzustellen, weil auch hohes Fieber einer anderen Ursache die Atmung beschleunigen kann. Typische Symptome der Lungenentzündung sind die starke Beeinträchtigung des Allgemeinzustands und die schnelle Atmung. Eine Atemfrequenz von über vierzig pro Minute, bei Säuglingen von über fünfzig pro Minute ist alarmierend, vor allem, wenn noch Einziehungen der Rippenzwischenräume und der oberen Brustkorböffnung dazukommen und die Nasenflügel beben. Wenn diese Symptome nach Fiebersenkung nicht weggehen, ist notfallmäßig ärztliche Hilfe erforderlich (siehe Seite 47).

Probleme der Einatmung – Krupphusten

Wenn die Luft nicht hineingeht, liegt die Atembehinderung nicht an der Lunge, sondern außerhalb des Brustkorbs, am Kehlkopf. Die Atmung ist ziehend, und es gibt ein Geräusch, das man als »Stridor«

bezeichnet (lateinisch *stridor* für »Zischen, Pfeifen«). Der häufigste Grund für einen solchen Stridor ist der sogenannte Pseudokrupp (oder Croup). Der Husten ist dann bellend, »tief«, »wie beim Schaf« und wird als »Krupphusten« bezeichnet. Die wissenschaftliche Bezeichnung dafür ist »verengende Kehlkopf-Luftröhren-Entzündung« (»stenosierende Laryngotracheitis«): Der bei Kleinkindern noch sehr enge Kehlkopf wird durch eine infektbedingte Schleimhautschwellung so eingeengt, dass die Luft nur noch schwer durchkommt. Bei älteren Menschen kommt das nicht mehr vor, das entsprechende Symptom ist dann nur eine Heiserkeit und ein bellender »tiefer« Husten, der sich deshalb so tief anhört, weil der ganze Brustkorb als Resonanzkasten wirkt – nicht aber, weil der Husten tief unten in der Lunge sitzt.

Der Ursprung dieses merkwürdigen Namens »Krupp« liegt im Dunkeln und ist wahrscheinlich beschreibender Art. »Pseudokrupp«, also »falscher Krupp«, wird dieses Symptom deswegen genannt, weil der »echte« Krupp ein Symptom der Diphtherie war. Bei der Diphtherie, dem »Würgeengel der Kinder«, drohte Atemnot durch Gewebefetzen, sogenannten Pseudomembranen, die den Kehlkopf verlegten und so zu Stridor, bellendem Husten und schließlich Ersticken führten. Heute müssen wir glücklicherweise bei Stridor und einem bellenden Husten nicht mehr an die Diphtherie denken – daher nennen wir dieses Symptom »Pseudokrupp«.

Meist war das Kind vor dem Auftreten eines Pseudokruppanfalls völlig gesund oder zeigte nur geringe frische Infektzeichen. Daher erschreckt der meist nachts und ohne Vorboten auftretende Anfall Kind und Eltern sehr und wird als lebensbedrohlicher Notfall erlebt – was er aber nicht ist. Das typische Alter eines Pseudokrupps ist zwischen acht Monaten und vier Jahren. Danach kommt es zwar noch zu bellendem Husten und leichtem Stridor, aber nie zu einem lebensbedrohlich erscheinenden Pseudokruppanfall. Das liegt daran, dass der Kehlkopf wächst und eine Schleimhautschwellung im

Kehlkopfbereich nicht mehr so arg einengt, dass Atemnot entsteht. Bei älteren Kindern und Erwachsenen tritt dann lediglich Heiserkeit auf. Ein Pseudokrupp ist sozusagen die Heiserkeit des Kleinkinds.

Wenn wir heiser sind, wissen wir nicht: Ist das jetzt zwei, drei Tage Kratzen im Hals oder der Vorbote einer schwereren grippalen Erkrankung? Genau so ist es auch mit dem Pseudokrupp: Er kann nach zwei Tagen vorbei sein oder der Beginn eines schwereren Infekts, bei dem dann »noch etwas nachkommt«. So kann sich der Charakter des Hustens ändern: Fängt es mit einem Bellhusten an, kann nach zwei Tagen eine andere Hustencharakteristik auftreten, zum Beispiel ein pfeifendes Geräusch beim Ausatmen.

Was tun bei Pseudokrupp?

Grundsätzlich sollte das Kind kühl schlafen, das Zimmer sollte wenig oder nicht geheizt sein. Sorgen Sie für angemessene Luftbefeuchtung. Zigarettenrauch, trockene, stickige, verbrauchte und verschmutzte Luft sollte vermieden werden.

Pseudokrupp tritt häufig plötzlich und unerwartet aus dem Schlaf auf (»Pseudokruppanfall«). Er wird oft als sehr bedrohlich erlebt, ist aber höchst selten lebensgefährlich! Deshalb gilt es zunächst, die Ruhe zu bewahren! Denn sonst überträgt sich Ihre Angst auf das Kind! Katastrophen ereignen sich nur, wenn Panik entsteht. Denn allein eine Panik kann schon zu Atemnot führen. Die Beruhigung ist die allererste Aufgabe, und diese reicht meist auch aus. Aktionismus schadet mehr, als dass er nützt. So rate ich in erster Linie, das Kind hochzunehmen, es zu beruhigen, das Fenster zu öffnen, es kühle Luft einatmen zu lassen und »den Mond zu begucken«. Immer wieder liest man als Alternative, ins Bad zu gehen und mit der heißen Dusche ordentlich Dampf zu machen. Das ist meist zu aufregend, kann aber auch eine Option sein.

Bieten Sie dem Kind viel zu trinken an. Medikamente sind in der

Regel nicht nötig, vielfach werden Cortisonzäpfchen (zum Beispiel Rectodelt oder Infectocortikrupp) empfohlen. Man kann derartige Mittel als Notfallmedikament zu Hause haben. Bei sehr häufigen und schweren Pseudokruppanfällen kann es sinnvoll sein, ein Inhaliergerät zu haben und mit Kochsalz und Adrenalin (zum Beispiel Infectokrupp-Inhalat) anzuwenden.

Achtung!
Bei einer Schluckstörung, kloßiger Sprache oder schwerer Atemnot mit Blausucht (Zyanose) müssen Sie sofort den Notarzt benachrichtigen. Denn vom harmlosen Pseudokrupp abzugrenzen ist eine andere Art von Entzündung im Kehlkopfbereich, die bakterielle Kehldeckelentzündung (Epiglottitis). Hier liegt eine ganz andere Situation vor: Das meist etwas ältere Kind wirkt schwerkrank, hat eine kloßige, keine heisere Stimme (*hot potatoe voice*, als habe es eine zu heiße Kartoffel im Mund) und kann vor allem gar nicht schlucken: Selbst der Speichel rinnt aus dem Mund, weil das Schlucken so wehtut. Diese heute sehr seltene Erkrankung bedarf sofortiger intensivmedizinischer Maßnahmen. Der häufigste Erreger heißt Haemophilus influencae B (HIB) und sollte durch die allgemein empfohlene HIB-Impfung nicht mehr vorkommen.

Obstruktive Bronchitis

Beobachten wir, dass das Kind Kraft aufwenden muss, um auszuatmen, liegt eine ganz andere Situation und auch Lokalisation des Problems vor: eine »Obstruktion« (vom lateinischen *obstructio* für »Störung, Sperrung, Schutzwall«). Oft wird auch der Begriff »Spastik« verwendet, um damit eine krampfartige Verengung der kleinen Atemwege, der Bronchien, zu beschreiben (vom griechischen *spasmós* für »Krampf«). Man spricht dann von einer »spastischen Bronchitis« – kein glücklicher Begriff, der besser durch »obstruktive Bronchitis« ersetzt werden sollte. Denn es ist nicht so, dass sich die

Bronchien krampfartig zusammenziehen, sondern die Einengung entsteht durch eine meist infektbedingte Schleimhautschwellung.

Das charakteristische Geräusch einer Obstruktion ist das sogenannte Giemen, ein feines, aus dem Inneren des Brustkorbs kommendes, pfeifendes Geräusch. Der Begriff kommt von dem Atemgeräusch bei Pferden. Häufig bedarf es gar keines Abhörens mit dem Stethoskop, weil man das Giemen auch mit bloßem Ohr hören kann. Umgekehrt gibt es, vor allem bei jungen Säuglingen, Fälle von schwerer Ausatmungsbehinderung, die auch beim Abhören keine Geräusche machen *(silent obstruction)*. Daher ist die Beobachtung der Atmung weit wichtiger als das Abhören (siehe zur Obstruktion auch weiter unten in diesem Kapitel, Seite 80).

Obwohl das Stethoskop in der Medizin noch gar nicht so lange gebräuchlich ist und vielen Ärztegenerationen entbehrlich war, wird dem Abhören seitens der Eltern große Bedeutung beigemessen. »Er hat mein Kind noch nicht einmal abgehört«, lautet so manches vernichtende Urteil über den letzten Arztbesuch. Und die Bitte, das hustende Kind doch sicherheitshalber einmal abzuhören, wird oft auch von Eltern geäußert, die sagen, dass sie eigentlich wissen, dass der Infekthusten ihres Kindes harmlos ist.

Was kann man mit dem Stethoskop eigentlich feststellen? In der internationalen Kinderheilkunde wurde die Frage diskutiert, ob es notwendig sei, einfachen Gesundheitsfachkräften das Abhören beizubringen, um die Lungenentzündung als eine der häufigsten Todesursachen von Kindern in armen Ländern zu erkennen. Große Literaturrecherchen und Untersuchungen haben aber zeigen können, dass nicht der Abhörbefund, sondern allein der Allgemeinzustand und die Atemfrequenz geeignet sind, eine Lungenentzündung auch von Laien zuverlässig erkennen und behandeln zu lassen (siehe auch Seite 70).

Asthma bronchiale

Die erschwerte Ausatmung durch Bronchialverengung nennt man auch »asthmatische Atmung«, und nicht selten stellt sich die Frage, ob jetzt hier nicht ein Asthma bronchiale vorliegt (vom griechischen *ásthma* für »Atemnot, Verengung«). Da die Begriffsbestimmungen unscharf sind, kann man die obstruktive Bronchitis bei Infekt auch als »Infektasthma« bezeichnen. Die Diagnose eines echten Asthmas lässt sich im Kleinkindalter gar nicht stellen. Wenn allerdings ein oder beide Elternteile mit Asthma behaftet sind, kann ein erstes Auftreten im Kleinkindesalter möglich sein. In aller Regel handelt es sich bei den so häufigen obstruktiven Bronchitiden um ein Infektasthma.

Ein wirkliches Asthma braucht wie alle chronischen Erkrankungen einen »roten Faden« (siehe Seite 221) in der Behandlung, anfangend von der Basisdiagnostik bis hin zur Therapieüberwachung, von der Technik bis zur psychischen Gesamtsituation des Patienten – Letzteres ein weithin ignoriertes Feld. Dass Atmung viel mit Psyche zu tun hat, kann man unserer Umgangssprache entnehmen: Etwas raubt einem Atem, oder da bleibt einem die Luft weg … Schon bei geringster Aufregung reagieren viele Menschen mit der Atmung, und »erst mal ruhig durchatmen« ist ein altbewährter Rat, über die Atmung die Aufregung zu regulieren. Diese Alltagserfahrungen, die jeder an sich kennt, sollten auch in den Umgang mit Atembeschwerden bei Kindern eingehen. Da Aufregung jede Art von Atembeschwerden verschlechtert (wenn nicht gar auslöst), ist Beruhigen die erste Aufgabe, sei es beim Pseudokrupp oder beim Asthmaanfall.

Wenn man in der Medizin etwas nicht genau weiß, nennt man es »primär«, »intrinsisch« oder »idiopathisch« und belegt es mit komplizierten, meist griechischen oder lateinischen Namen, die sich so anhören, als habe man damit eine exakte Diagnose gestellt. In Wirklichkeit wird oft eine Unbekannte durch eine andere, wohlklingende Unbekannte ersetzt. Es hört sich besser an, wenn man sagen kann, dass das Kind eine bronchiale Hyperreagibilität hat, als wenn man sagt, dass es ständig giemt oder auf den Bronchien empfindlich ist.

So muss man ein primäres Asthma von einem Asthma mit bekanntem Auslöser, meist allergisch bedingt, unterscheiden. Ein allergisches Asthma lässt sich am besten durch Allergenvermeidung behandeln. Ist das nicht möglich, kann nur unterdrückend und symptomatisch behandelt werden (mehr zum Thema »Allergie« siehe Seite 126).

Bronchiale Hyperreagibilität und Husten als Ticstörung

Eine bronchiale Überempfindlichkeit oder Hyperreagibilität beschreibt die Neigung mancher Säuglinge und Kleinkinder, ständig beim geringsten Infekt oder bei anderen Auslösern zu pfeifen. Bestimmte Virusinfektionen, zum Beispiel das RS-Virus, werden angeschuldigt, solche bronchiale Hyperreagibilität auszulösen.

Vor allem bei älteren Kindern hingegen, eher Schulkindern, kommt nicht selten ein ticartiger Husten vor, der die Umgebung zur Verzweiflung bringen kann, während der Symptomträger, das Kind, eher eine zur Schau gestellte Unbekümmertheit an den Tag legt *(belle indifférence)*. Nachts husten diese Kinder gar nicht. Ablenkung und Nichtbeachtung bessern die Symptomatik. Eine hier besonders erfolgreiche Placebo-Maßnahme (siehe unten) erleichtert den »Rückzug vom Symptom«. Glücklicherweise hört diese Störung in den meisten Fällen von allein auf und mündet nicht in eine echte und dann nur sehr schwer zu behandelnde Ticstörung.

Womit kann das Symptom »Husten« behandelt werden?

Weil der Leidensdruck – weniger des Kindes als seines Umfelds – so groß ist, gibt es zahllose Ansätze einer Hustenbehandlung mit Medikamenten und auch Hausmitteln, die einer kritischen Überprüfung allerdings meist nicht standhalten. Wenn man behandelt, sollte man sich dennoch fragen, was eigentlich kuriert werden soll: der Hustenreiz, die Verschleimung oder die Obstruktion? Das sind völlig verschiedene Ansätze, die zeigen, wie wichtig die genaue Diagnosestellung ist, wo das Problem liegt. Denn eine Obstruktion kann ich nicht mit einem Hustenstiller behandeln, aber auch nicht mit einem Schleimlöser, der vielleicht noch mehr Schleim verursacht. Leider, muss man sagen, ist Behandeln trotz alledem wirksamer als Nichtbehandeln, was viele Studien bewiesen haben – das liegt an dem bereits erwähnten Placebo-Effekt (siehe Seite 37). Das gute Gefühl, etwas Gutes zu tun, bewirkt hier sehr viel und entlastet die Eltern. Deswegen sollte man nicht sagen: »Da kann man nichts machen.« Denn wenn man (arzneilich) nichts machen kann, fängt die Herausforderung erst an. Deshalb seien die pharmazeutischen Behandlungsmöglichkeiten hier, vor allem wegen ihrer großen Verbreitung, wenigstens summarisch erwähnt:

- *Codein:* Die hustenstillende Wirkung des Morphins und anderer Opiate ist schon sehr lange bekannt. Bei den hierzu eingesetzten Codeinpräparaten handelt es sich um Opiatabkömmlinge, die den Hustenreflex im Hirnstamm dämpfen und somit vor allem in hohen Dosen zweifelsfrei wirksam sind. Aufgrund schwerwiegender Nebenwirkungen bis hin zum Atemstillstand hat die European Medical Agency 2015 die Anwendung bei Kindern unter zwölf Jahren untersagt. Ein weiteres Opiat ist das gutverträgliche Noscapin, das in Deutschland ab sechs Monaten zugelassen ist. Auch hier liegen, ebensowenig wie für das Dextrometorphan, hochwertige Studien zur Wirksamkeit bei unspezifischem Husten vor. Das ebenfalls zentral wirkende Pentoxyverin ist ab dem dritten Lebensjahr zugelassen. Bei diesem Medikament besteht auch die Gefahr einer Atemdepression, gute Studien zur Wirksamkeit liegen nicht vor.

- *Antihistaminika:* Ältere Antihistaminika wie Diphenhydramin wirken zentral beruhigend und können so, aber nicht über die Antihistaminwirkung, einen besseren Schlaf erzeugen. Auch ein allergisches Asthma kann mit Antihistaminika nicht beeinflusst werden. Daher sind solche Präparate als Hustenmittel abzulehnen, übrigens auch als Mittel gegen Erbrechen (siehe Seite 84).
- *Schleimlöser:* Schleimlöser wie Acetylcystein haben zwar ein gutes Sicherheitsprofil, aber leider keine Wirksamkeit zur Hustenbekämpfung. Zu befürchten ist eine deutlich verstärkte Bronchialsekretion, die zu noch mehr Husten führen kann. Kein Schleimlöser kann zudem ohne Lösungsmittel auskommen, das heißt ohne ausreichende Flüssigkeitszufuhr. Wird aber ausreichend getrunken, ist wiederum ein Schleimlöser unnötig.
- *Pflanzliche Hustensäfte:* Pflanzliche Hustensäfte sind bei Kindern und Jugendlichen die am häufigsten angewendeten Präparate überhaupt, obwohl gar keine hochwertigen Untersuchungen zur Wirkung vorliegen. In den deutschen Leitlinien zum Husten bei Erwachsenen finden Thymian-Primelwurzel- und Thymian-Efeu-Präparate zur Hustenlinderung Erwähnung. Derartige »Hustensäfte« haben eine lange Tradition und wurden, insbesondere solange sie auch bei Erwachsenen noch erstattet wurden, geradezu reflexmäßig verschrieben. Thymian-Honig-Zubereitungen nutzen wahrscheinlich am ehesten den Effekt des Honigs oder anderer Süßungsmittel.
- *Honig:* In den letzten Jahren häufen sich Berichte über den positiven Effekt von Honig in der Hustenbehandlung, der inzwischen auch von der WHO empfohlen wird. Allerdings fehlen hier hochwertige Studien, sodass eine fundierte generelle Empfehlung nicht gegeben werden kann. Da aber Honig als Naturprodukt nicht schadet und noch verschiedene andere positiven Wirkungen aufweist, kann mit Honig gesüßter »Hustentee« als

wohl wirksame und unschädliche Maßnahme empfohlen werden. Am besten noch mit heißer Zitrone!

Entgegen der großen Verbreitung, die sich die folgenden, teuren und nicht gerade unschädlichen oder ungefährlichen Therapien erfreuen, ist eine Wirkung auf den unspezifischen Husten nicht nachweisbar für alle Arten von Antibiotika, Dinatriumcromoglykat (DNCG), Montelukast (Singulair), Theophyllin, Ipratropiumbromid (Atrovent), Bronchialerweiterer wie Salbutamol oder lokale inhalative Cortisonpräparate (ICS). Letztere werden unter der Diagnose »Hustenvariante eines allergischen Asthmas« viel zu häufig und viel zu lange verschrieben, meist von Erwachsenen-Pneumologen, die aufgesucht werden, weil der Kinderarzt die Eltern mit »Husten ist nicht schlimm, reinigt die Lunge« vertröstet und die Oma, die Tante, die Nachbarin meint, jetzt solle doch mal ein »richtiger Arzt«, am besten gleich der Lungenspezialist, aufgesucht werden. Neidlos muss der zurückhaltende Kinderarzt dann anerkennen, dass doch wirkt, was nicht wirkt, und zwar aufgrund des Placebo-Effekts. Das gute Gefühl, etwas Gutes zu tun, bewirkt hier sehr viel und entlastet die Eltern. So haben viele Studien zeigen können, dass eine unwirksame Behandlung hier besser wirken kann als die Nichtbehandlung.

Was können und sollen Eltern also tun?
Sie sollten nicht rauchen! Das sogenannte Passivrauchen der Kinder ist ein hoher Risikofaktor, nicht nur für Husten, sondern vor allem auch für die obstruktive Bronchitis, für Lungenentzündungen und insbesondere für invasive Pneumokokkeninfektionen.

Lüften Sie die Wohnung gut, und gehen Sie gemeinsam oft an die frische Luft. Die Innenraumverschmutzung, Heizluft, verbrauchte Luft allgemein tragen zur Aufrechterhaltung des Hustens bei.

Sie sollten ein gutes Vorbild im Umgang mit Medikamenten

sein. Wenn die Eltern nicht selbst bei jeder Gelegenheit und bei jedem Symptömchen Tabletten einwerfen, sind sie dem Kind ein Vorbild: Am besten lernen Kinder auch hier am vorgelebten Modell. Unter dem Motto »Ich muss ja arbeiten« unterdrücken Erwachsene häufig ihre banalen Infekte. Wir haben es dann in der Praxis schwer, den Eltern zu erklären, dass ihr Kind aber jetzt kein Antibiotikum braucht, wenn die Eltern und das ganze Umfeld bereits antibiotisch behandelt werden.

Zuwendung, Trost, Versorgtsein, Ruhe, Liebe sind die wichtigsten Zutaten. Man muss auch mal krank sein dürfen und die dem Kranken zukommenden Vorteile und Entlastungen genießen können. Gönnen Sie dies Ihrem Kind.

Was muss behandelt werden?

Nach so vielen Ausführungen über die »Nichtbehandlung« ist es jetzt aber an der Zeit, über behandlungsbedürftige Befunde zu sprechen. Auch hier gilt jedoch in erster Linie das oben Gesagte.

Die Lungenentzündung

Ein schwer krank wirkendes, fieberndes, kurzatmiges Kind, mit bebenden Nasenflügeln und Einziehungen hat mit großer Wahrscheinlichkeit eine Lungenentzündung und muss umgehend behandelt werden. Husten ist dabei nicht das führende Symptom – der kommt oft erst, wenn die Lungenentzündung sich unter der Behandlung auflöst.

Hier kann ein Antibiotikum Leben retten, denn eine der Hauptursachen kindlicher Todesfälle war früher und ist heute noch in armen Ländern die Lungenentzündung. Allerdings ist »Lungenentzündung« ein Oberbegriff für verschiedene Formen einer Lungenbeteiligung und wird sehr häufig fälschlich angewendet. Viele Kinder werden auf eine »angehende Lungenentzündung« behandelt, weil vom Arzt irgendein verschärftes Atemgeräusch festgestellt wurde, was nach dem nächsten Husten schon nicht mehr nachweisbar ist. Der Abhörbefund ist hier in vielen Fällen nicht wirklich hilfreich.

Ganz grob unterscheidet man die echte Lungenentzündung (Lobärpneumonie) von der Bronchopneumonie. Erstere ist eine plötzlich auftretende, Letztere eine sich schleichend aus einem Infekt, aus einer Bronchitis sich entwickelnde, mehr diffuse Lungenentzündung. Daneben gibt es noch die sogenannte interstitielle Pneumonie, eine eher harmlose und nach langer Hustenzeit von allein ausheilende Form, die man auch »atypische Lungenentzündung« nennt. Deren eigenartige Erreger, sogenannte Mykoplasmen, sind nur bestimmten Antibiotika zugänglich, sie heilen aber auch ohne Behandlung folgenlos aus – nur dauert es sechs Wochen. Hier sieht das Röntgenbild oft viel schlimmer aus, als es der Zustand des Patienten ahnen lässt.

Apropos Röntgenbild: Zu einer Zeit, als man vor jedwedem operativen Eingriff, selbst beim Leistenbruch, noch eine Röntgenbild der Lunge forderte – und das war noch während meiner Jungassistentenzeit der Fall –, sahen wir oft erhebliche »Zufallsbefunde« im Sinne pneumonischer Infiltrate bei völlig gesunden Kindern. Dann wurde der Eingriff abgesagt, und die ganze Prozedur fing nach ein paar Wochen wieder von vorn an. Aber auch umgekehrt zeigten Kinder, die so wirkten, als ob sie eine schwere Lungenentzündung hätten, auf dem Röntgenbild *gar nichts*. »Klinische Pneumonie ohne radiologisches Korrelat«, nannten wir es dann – und behandelten trotzdem antibiotisch.

Auf der anderen Seite ist, wenn ein Husten seit der Geburt besteht, ein einmaliges Röntgenbild eine immer noch notwendige Forderung, um angeborene Fehlbildungen oder Auffälligkeiten zu entdecken. Eine weitere obligate Untersuchung ist, vor allem bei chronisch hustenden, nicht gedeihenden Kindern, der Schweißtest zum Ausschluss einer Mukoviszidose. Mit Inkrafttreten der neuen

Kinderrichtlinien wurde 2017 ein Neugeborenen-Screening zur Früherkennung dieser schweren Erkrankung allgemein eingeführt (zur Problematik dazu siehe Seite 122).

Die Obstruktion

Wenn die Luft bei der Ausatmung nicht »von allein« herauskommt, liegt eine Verengung der im Brustkorb liegenden Atemwege, der Bronchien und ihrer kleineren Verästelungen, der Bronchiolen, vor. Die der Bronchien hört man oft mit bloßem Ohr als feines Giemen, die der Bronchiolen ist häufig unhörbar, auch mit dem Stethoskop, und nur an der angestrengten Ausatmung zu erkennen. Wenn es dem Kind sonst gutgeht, kann man diesen Befund zur Kenntnis nehmen und abwarten. Manche, besonders dicke und kräftige, fröhliche Babys giemen immer leicht vor sich hin, ohne dadurch beeinträchtigt zu sein. Sie braucht man nicht nur nicht zu behandeln, sie kann man gar nicht behandeln, weil die Bronchien einfach für die Größe des Kindes noch nicht weit genug sind. Diese Säuglinge nennt man *happy wheezer*, »fröhliche Vor-sich-hin-Giemer«. Natürlich muss man mit dieser Diagnose vorsichtig sein, weil der Eindruck, den man in der Sprechstunde hat, nur ein kurzer ist und sich solch ein Befund rasch ändern kann. Eine sorgfältige Wahrnehmung seitens der Eltern ist notwendig und kein ärztliches Privileg. Es ist unsere Aufgabe, Eltern in der Beurteilung ihrer Kinder zu schulen und sie nicht von ärztlicher Behandlung abhängig zu machen.

Wenn es dem Kind aber schlechtgeht, ist eine bronchialerweiternde Behandlung notwendig. Hierzu stehen zwei Substanzklassen zur Verfügung, nämlich schleimhautabschwellende und die Entzündung unterdrückende Mittel. Erstere sind die Akutmittel: Sie wirken wie abschwellende Nasentropfen auf die Bronchien, indem sie über eine Gefäßverengung und Durchblutungsverminderung ziemlich rasch zur Abschwellung führen. Dabei kann eine ganz geringe Abnahme der Schwellung schon eine enorm erleichternde Wirkung erzielen.

Es gibt vier Möglichkeiten, diese dem Adrenalin verwandten schleimhautabschwellenden Mittel (zum Beispiel Salbutamol) anzuwenden:

1. Zum einen können sie in Form eines Asthmasprays direkt inhaliert werden, indem der Sprühstoß eingeatmet wird. Das verlangt eine gute Koordination zwischen Auslösen des Sprühstoßes und der Einatmung.
2. Zum anderen lösen Geräte den Sprühstoß aus, wenn man daran saugt (Autohaler). Damit kommen nur ältere Kinder zurecht. Bei jüngeren verwendet man eine Vorschaltkammer, einen Spacer. In diese wird der Sprühstoß eingegeben, und das Kind atmet das Aerosol mit einer Maske ein. Das können auch Babys schon.
3. Die dritte Möglichkeit ist die Feuchtinhalation, indem der Wirkstoff in Kochsalz verdünnt mit einem Inhaliergerät vernebelt wird und das Kind mit Mundstück oder Maske den Nebel einatmet. Das dauert natürlich viel länger als ein Sprühstoß, hat aber den Vorteil, dass zusätzlich der schleimlösende Effekt der Feuchtinhalation dazukommt. Es ist eine Frage der Motivation, die Kinder bei der etwa zehn Minuten dauernden Inhalation bei der Stange zu halten.
4. Schließlich kann der Wirkstoff auch direkt als Tropfen oral gegeben werden: ein bis zwei Tropfen pro Kilogramm Körpergewicht. Das ist natürlich bei Säuglingen am einfachsten. Hier kommt der Wirkstoff dann indirekt in die Lunge und muss erst durch den ganzen Körper, während er bei den anderen Anwendungsformen gleich dorthin gelangt, wo er seine Wirkung entfalten soll.

Diese hält bei allen Darreichungsformen nicht lange an, sodass die Gabe etwa alle sechs Stunden wiederholt werden kann. Die Nebenwirkungen sind Zittrigkeit, Herzrasen und Unruhe. Außerdem tritt eine Gewöhnung ein.

Heute wird sehr schnell zu inhalativen Cortisonsprays (ICS) übergegangen. Diese sind aber nicht als Akut- oder Notfallmedikament geeignet. Sie haben über die Unterdrückung einer Entzündungsreaktion einen abschwellenden Effekt und müssen deshalb länger gegeben werden. Viele Kinder erhalten eine Dauermedikation mit diesen relativ teuren Präparaten, Asthmatiker nehmen sie über Jahre ein. Cortison ist das wirksamste antiallergische Medikament, sodass es für die Anwendung relativ egal ist, ob es sich um ein infektbedingtes, hyperreagibles oder allergisches Asthma handelt. Früher hatte man große Angst bei einer längerfristigen Cortisonanwendung, da das Nebenwirkungsspektrum sehr groß ist. Durch die Möglichkeit, diese als Aerosol direkt in die Lunge zu applizieren, sind die Mengen sehr viel kleiner geworden. Dennoch muss vor einer zu langen und unkritischen Anwendung gewarnt werden: Cortison ist ein die natürliche Abwehr unterdrückendes, sehr starkes Medikament, und wir wissen nicht, was wir auf Dauer damit anrichten. Wachstumsstörungen, wenn auch in geringem Ausmaß, sind dokumentiert, vor allem aber befürchte ich eine Ausdünnung der Schleimhäute, wie wir es bei längerer Cortisonanwendung auf der Haut beobachten, und eine Störung der Abwehrfunktion der Bronchialschleimhaut.

Früher sagte man bei Neurodermitikern, die Haut brauche das Cortison halt, und schmierte jahrelang täglich derartige Präparate auf – mit verheerenden Nebenwirkungen. Während man sich heute in der Dermatologie deshalb einig ist, dass eine Schubbehandlung genauso gut funktioniert, und die Cortisondosen zu minimieren versucht, beobachten wir das Gegenteil in der Pneumologie: Dort wird eine jahrelange Behandlung der Lunge propagiert, obwohl es seit Langem gute Daten dazu gibt, dass eine Schubbehandlung die Gesamtdosis an Cortison deutlich niedriger hält und im Ergebnis gleich ist. Daher rate ich, wenn man inhalative Cortisonpräparate einsetzen muss, dies nur über einen kurzen Zeitraum zu tun, etwa vierzehn Tage und nicht gleich über den ganzen Winter oder gar weit darüber hinaus, wie es oft geraten wird. Ich habe inzwischen jugendliche Patienten in meiner Betreuung, die wegen »gar nichts« jahrelang mit inhalativen Cortisonpräparaten behandelt wurden; alle halbe Jahre werden sie in einer Hochschulambulanz vorgestellt, immer sieht sie dort ein anderer Arzt, und immer wird gesagt: »Alles gut, weiter so, kommen Sie in einem halben Jahr wieder.«

In diesem Bereich wird also häufig eine heillose Übertherapie betrieben, und das wirkliche Potenzial, das diese Medikamente in bestimmten, eng umrissenen Indikationsbereichen haben, wird gießkannenartig über die völlig gesunden Kinder gestreut, die mal beim Infekt gegiemt oder gepfiffen haben. Ein wichtiger Rat, den ich den Eltern auf den Weg zum Pneumologen mitgebe, ist der, immer wieder konkret nachzufragen, ob man nicht mal einen Auslassversuch wagen könne – die Antwort ist erstaunlich häufig, dass man das natürlich machen kann … Von selbst kommen die Ärzte allerdings nicht so oft auf diese Idee, zu sehr ist die Vorstellung »Viel hilft viel« in den Köpfen verwurzelt.

Wenn denn ein wirkliches, beeinträchtigendes Problem mit immer wieder auftretenden obstruktiven Bronchitiden oder gar Asthma besteht, sind auch andere Maßnahmen denkbar: etwa Kuren mit geeigneten Schulungen. Darunter verstehe ich nicht nur die Einweisung in die korrekte Anwendung der Inhalierhilfen, wie es häufig geschieht, sondern eine allgemeine Schulung in Gesundheitsfragen. So ist eine Vermeidung der Infekthäufigkeit durch »Crowding« sowie Frischluftbehandlung und ein Aufenthalt am Meer häufig hilfreich, im Übrigen gelten die auf Seite 176 genannten Allgemeinmaßnahmen auch hier. Viele Krankheiten heute sind unseren Lebensumständen geschuldet, und anstatt am Symptom herumzudoktern, sollten wir diese zu beeinflussen versuchen.

Erbrechen und Durchfall – ist das schlimm?

Erbrechen

Kinder erbrechen sich sehr viel häufiger als Erwachsene. Zu unterscheiden ist dabei das Spucken beim Säugling (das Hochkommen der Nahrung aufgrund einer Unreife des Mageneingangsventils) vom »richtigen« Erbrechen des ganzen Mageninhalts – oft noch mit der Nahrung vom Vortag.

Erbrechen ist ein Selbstheilungssymptom

Der Organismus will sich durch das Erbrechen des Mageninhalts entledigen, weil er ihm in diesem Moment schädlich ist. Es kann sich um verdorbene Speisen handeln, die der Körper abstoßen will, häufiger aber ist das Erbrechen damit zu erklären, dass der Körper sich jetzt gerade nicht mit der Verdauungsleistung beschäftigen kann oder will, zum Beispiel weil er krank wird. Bei Kindern ist ein anfängliches Erbrechen bei einer beginnenden Erkrankung sehr häufig, man spricht hier von Infekterbrechen. Das muss gar nicht der Anfang eines Magen-Darm-Infekts sein, sondern kommt bei ganz unterschiedlichen Erkrankungen vor. Wenn ein Kind offensichtlich beginnend krank wird und keinen Appetit hat, sollte man ihm das Essen nicht aufnötigen – oft kommt es sonst prompt wieder zurück.

Erbrechen kann etwas sehr Erleichterndes haben, wenn der unverdaute oder unverdaubare Mageninhalt wieder herauskommt, auch wenn es zunächst sehr unangenehm ist. Zum einen ist unangenehm, dass das Erbrechen auch aus der Nase kommt, weil das Gaumensegel den Weg nur nach unten, in die Speiseröhre, abdichtet. Zum anderen schwächt Erbrechen durch einen Reiz des Vagusnervs den Kreislauf, der Patient wird blass und vielleicht kaltschweißig, vor allem sehr schwach. Erbrechen haut den stärksten Mann um und macht ihn handzahm. Bis vor nicht allzu langer Zeit hat man randalierende Alkoholiker in der Notaufnahme zur Ruhe gebracht, indem man ihnen ein Brechmittel verabreichte.

Was kann man tun?

Ein Brechsirup sollte früher in jedem Haushalt mit Kindern vorhanden sein, um im Falle einer Vergiftung sofortiges Sichübergeben einzuleiten. Das wird heute nicht mehr empfohlen, weil Kinder häufig von allein erbrechen, wenn sie etwas Schädliches gegessen haben, und weil es bei bestimmten Vergiftungen gefährlich sein kann, wenn die Substanzen in die Atemwege geraten, zum Beispiel Lampenöl oder Spülmittel.

Wenn nach einer Kopfverletzung fortgesetztes Erbrechen auftritt, also nicht nur einmalig vor Schreck, ist es ebenso ein Alarmsignal, wie wenn ein Kind regelmäßig morgens nüchtern erbricht. Hier besteht dann der Verdacht auf einen erhöhten Hirndruck, man spricht von einem zentralen Erbrechen. Auch bei Migräne kommt ein derartiges zentrales Erbrechen vor. Eine sofortige Abklärung ist dringlich.

Erbrechen im Rahmen eines beginnenden Magen-Darm-Infekts kann oft anhaltend und sehr unangenehm sein, es nimmt das Kind stark mit, und es wirkt aufgrund der Kreislaufbeeinträchtigung schwer krank. Manche Kinder, vor allem junge Damen, steigern sich in das Erbrechen sehr hinein und können es nicht aufhalten. Man spricht dann von azetonämischem Erbrechen, weil der Patient nach Azeton riecht, der durch den Abbau von Zuckerreserven im Körper entsteht. Es ist ein Geruch nach Apfel. Durch Traubenzuckerzufuhr kann dieses fortgesetzte Sichübergeben gut unterbrochen werden, es reicht, wenn das Kind den Traubenzucker im

Mund zergehen lässt. Ein Baustein der Behandlung ist damit schon erklärt: die ausreichende Zufuhr von Zucker.

Medikamente gegen Erbrechen (Vomex, Emesan …) sind sehr verbreitet und beliebt, aber nicht unbedenklich. Die Risiken werden als weit größer als der fragliche Nutzen angesehen, in den USA sind sie für Kleinkinder sogar verboten, während sie bei uns für jedermann rezeptfrei erhältlich sind. Auch bei normaler Dosierung sind Benommenheit und Müdigkeit zu erwarten (was manche Eltern allerdings bei kranken Kindern schätzen), bei Überdosierung sind Halluzinationen und Krämpfe, bei Säuglinge gar Atemstörungen bis hin zu Schockzuständen beschrieben. Eine medikamentöse Behandlung des Vomitus ist daher nicht empfehlenswert.

Das Hauptproblem fortgesetzten Erbrechens ist der Salzverlust. Durch den Verlust der Salzsäure (Magensäure) entsteht ein Mangel an Chlor. Ein Ausgleich dieser Verluste ist mit einfacher Kochsalzlösung möglich und hat die Behandlung von Magen-Darm-Infektionen revolutioniert. Während früher die schwere Magen-Darm-Infektion eine der Hauptursachen der Säuglingssterblichkeit war, hat der frühzeitige Einsatz von Zucker-Salz-Lösung (orale Rehydratationslösung oder ORS, auch »WHO-Lösung‹ genannt) die Sterblichkeit um den Faktor 20 verringert und eine Infusionsbehandlung fast in allen Fällen überflüssig gemacht. (Wie Sie diese Lösung selbst herstellen, wird weiter unten bei der Durchfallbehandlung beschrieben.) Ursprünglich wurden diese Zucker-Salz-Tee-Päckchen hauptsächlich in armen Ländern mit hoher Sterblichkeit bei Durchfallerkrankungen und Epidemien sowie in Flüchtlingslagern und in Katastrophensituationen eingesetzt und seit den frühen siebziger Jahren von UNICEF und WHO in großen Mengen verteilt. Inzwischen hat sich auch bei uns diese Behandlung durchgesetzt und alle anderen Medikamente zur Durchfallbehandlung überflüssig gemacht. Nach wie vor rettet diese Behandlung jedes Jahr Millionen von Kindern das Leben. Oft hört man in den Industrieländern den

Vorwurf, eine derartig einfache Behandlung sei doch nichts anderes als »armselige Medizin für arme Leute«, aber eine Alternative, und sei sie noch so kostspielig, gibt es nicht, alles andere ist überflüssig und schädlich.

Durchfallerkrankungen

Durchfallerkrankungen bei Kindern sind sehr häufig, vor allem wenn viel Kontakt zu anderen Altersgenossen besteht, etwa in Kitas, wo sie seuchenhaft umgehen. Stillen schützt Säuglinge vor schweren Durchfallerkrankungen, die besonders in armen Ländern und bei unterernährten Kindern sehr gefürchtet sind, da fortlaufendes Erbrechen und eine gleichzeitige Diarrhöe schnell zu einer Dehydratation führen können, besonders dann, wenn auch noch Fieber und tropische Temperaturen zu einem erhöhten Flüssigkeitsbedarf führen. Auch deswegen war die Säuglingssterblichkeit früher bei uns in Deutschland in den Sommermonaten am größten. Hierzulande ist eine schwere Austrocknung äußerst selten, aber die Angst davor sehr groß. Man soll daher auch gesunde Säuglinge und Kleinkinder regelmäßig wiegen, damit man im Falle einer Magen-Darm-Infektion das Ausgangsgewicht kennt oder abschätzen kann, um dann das Ausmaß des Flüssigkeitsmangels beurteilen zu können.

Weltweit ist trotz großer Fortschritte durch die orale Rehydratation die Kombination von Unterernährung und Austrocknung bei Durchfallerkrankungen die dritthäufigste Todesursache bei Säuglingen und Kleinkindern. Fehlender oder durch Vermarktung von Babynahrung untergrabener Stillwille, fehlendes sauberes Wasser, mangelhafte Hygiene und hohe, die Keimvermehrung begünstigende Temperaturen spielen hier die Hauptrolle. In Deutschland sind Durchfallerkrankungen in Krankenhäusern, Krippen und anderen Gemeinschaftseinrichtungen sehr verbreitet. Sie werden in den meisten Fällen durch Viren, Entero-, Rota- oder Noroviren verursacht. Diese Erreger sind hochansteckend, wenige Keime reichen für eine Erkrankung aus. Die Kinder bleiben auch nach Ausheilung der Erkrankung infektiös und verbreiten die Erreger so weiter. Daher infizieren sich im Kindesalter irgendwann alle Menschen mit diesen Viren und erlangen dadurch allmählich eine natürliche Immunität. Der Krankheitsverlauf ist in aller Regel harmlos, meist kurz und heftig und mit den weiter unten genannten Strategien einer Durchfallbehandlung gut in den Griff zu bekommen. Viele Eltern gehen aber mit ihrem Kind ins Krankenhaus, weil die Kleinen sehr beeinträchtigt wirken und Eltern sich nicht zu helfen wissen, da ihnen nicht erklärt worden ist, wie sie sich im Falle einer kindlichen Durchfallerkrankung verhalten sollen. Dadurch sind diese Infektionen für einen großen Teil frühkindlicher Krankenhausaufnahmen verantwortlich und kosten viel Geld. Hinzu kommt, dass sich auch auf Kinderstationen die Durchfallviren gern ausbreiten und daher andere kranke Kinder gefährden. Derartige krankenhauserworbene (nosokomiale) Durchfallerkrankungen können bis heute häufig auftreten. Schon aus diesem Grund sollte man die stationäre Aufnahme von Kindern mit Durchfallerkrankungen möglichst vermeiden.

Was kann man tun?

Wenn eine Durchfallerkrankung mit hohem Fieber und blutigen Durchfällen einhergeht, ist ein schwereres, oft bakteriell verursachtes Krankheitsbild zu vermuten, was durch eine Stuhluntersuchung abgeklärt werden muss, insbesondere nach einem Auslandsaufenthalt. In den Sommermonaten kommen häufiger Salmonelleninfektionen durch verdorbene Nahrungsmittel vor, besonders durch mit rohen Eiern zubereitete Speisen. Dabei kommt es zu einem kurzen, heftigen, hochakuten Krankheitsgeschehen. Eine Stuhluntersuchung ist hier vor allem aus Gründen des Schutzes vor weiterer Verbreitung angezeigt, hat aber für die eigentliche Behandlung meist keine Konsequenzen, zumal es einige Tage dauert, bis ein Ergebnis vorliegt, dann ist der Patient hoffentlich schon wieder gesund.

Es gibt viele Arzneien gegen Durchfall, die zum größten Teil unwirksam oder für Kinder nicht geeignet sind, sodass chemische Medikamente auch in der Durchfallbehandlung keinen Platz haben. Es ist nicht sinnvoll, den Durchfall als solches medikamentös stoppen zu wollen, weil auch die Durchfallsymptomatik ein Selbstheilungsprozess ist: Der Körper will sich der Erreger und der ungesunden Stoffwechselprodukte entledigen. Verhindert man das, verlängert sich der Krankheitsverlauf. Für Erwachsene ist auf Reisen eine medikamentöse Durchfallbehandlung aus praktischen Gründen ausnahmsweise gestattet, aber nicht eben gesund.

Für die Akutbehandlung wird einzig die obengenannte orale Rehydratation empfohlen. Der Salzzusatz soll den gefährlichen Chlorverlust durch das Erbrechen ausgleichen, der Zuckeranteil erleichtert die Aufnahme der Mineralstoffe und führt Energie zu.

Man kann eine solche Lösung leicht selbst herstellen: 1 gehäufter Esslöffel Zucker und ein gestrichener Teelöffel Salz auf ein Liter Tee oder andere Flüssigkeit. Optimal ist eine Orangensaft-Mineralwasser-Mischung im Verhältnis 1:1. Es gibt aber auch fertige Tütchen mit verschiedenen Geschmacksrichtungen im Handel (zum Beispiel Oralpädon). Leider trinken Kinder diese Lösungen nicht so gern. Nach neueren Studien kann man sich in leichteren Fällen auch mit Salzstangen oder -brezeln und Apfelsaft behelfen – das mögen die meisten kleinen Patienten. Meiner Erfahrung nach reicht das in der Regel völlig aus, und so drücke ich den Kindern nach der Untersuchung statt eines Gummibärchens ein kleines Salzbrezelchen in die Hand.

Eine Zucker-Salztee-Lösung sollte so früh wie möglich löffelchenweise eingesetzt werden, selbst bei weiterem Erbrechen, es wirkt dann wie eine Magenspülung. Die Dosierung beträgt bei Säuglingen etwa 60 bis 120 Milliliter pro Durchfall oder Erbrechen, bei Kleinkindern 120 bis 240 Milliliter. Eine »Teepause« als Nahrungspause wird nicht mehr empfohlen. Gestillte Kinder sollten dazu unbedingt weitergestillt werden, da die Muttermilch die einzige »Heilnahrung« ist, die diesen Namen verdient. Spezielle Heilnahrungen oder Durchfalldiäten sind nicht empfehlenswert. Auch die normale Babynahrung kann weiterhin unverdünnt gegeben werden. Kleinkinder können, wenn sie Hunger haben, normal gefüttert werden, man soll sie aber nicht zu sehr dazu anhalten, wenn sie nicht wollen, sonst kommt das Essen rasch wieder zutage.

Lediglich viel Zucker führt selbst zu Durchfall, und fette Speisen sollten wegen des Verzögerns der Magenentleerung gemieden werden. Gut und bewährt sind Karotten-Kartoffel-Mus und Apfel-Bananen-Brei. Auch Joghurt ist gut geeignet, Milch wegen des hohen Milchzuckergehalts weniger. Für ältere Kinder ist eine Salzstangen-Cola-Diät besser als ihr Ruf, da sie gern angenommen wird und auch auf Reisen weltweit verfügbar ist. Dabei sollte Cola wegen des hohen Zuckergehalts 1:1 mit Wasser verdünnt und kein Cola »light« verwendet werden.

Nur in schweren Fällen von Magen-Darm-Infektionen und bei drohender Austrocknung kann es notwendig und gar lebensrettend sein, die Flüssigkeit unter Umgehung des erkrankten Magen-Darm-Trakts über eine Vene als Infusion zuzuführen. Wenn das Kind apathisch ist, die Augen tief in ihren Höhlen sitzen, angehobene Hautfalten einen Moment stehen bleiben und die Gewichtsabnahme an die 10 Prozent herangeht, ist eine solche Maßnahme unerlässlich. Sie muss natürlich von einem Arzt durchgeführt werden.

Chronischer Durchfall

Nicht selten haben besonders Kleinkinder im zweiten Lebensjahr über einen längeren Zeitraum Durchfall oder auffällige, häufige Stühle. Da das ein Alter ist, in dem Kinder alles in den Mund nehmen und sich Magen-Darm-Infektionen häufen, ist es oft schwierig zu entscheiden, was der Rest vom vorherigen oder was jetzt ein neuer Durchfall ist. Orientiert man sich am Allgemeinzustand des Kindes, liegt man immer richtig: Ein fröhliches, sonst gesundes und gutgedeihendes Kind darf ruhig mal wechselnde oder durchfällige Stühle haben, zumal die Konsistenz bei Windelkindern nicht immer leicht beurteilbar ist. Manchmal ist es einen Versuch wert, eine Zeitlang die Milch wegzulassen, weil es im Gefolge von Magen-Darm-Infektionen durch Schädigung der Darmschleimhaut zu vorübergehenden Milchzucker-(Laktose-)Intoleranzen kommen kann. Ist das Kind aber nachhaltig misslaunig und reizbar, gedeiht es nicht oder nimmt es ab, kommen eine Vielzahl von Gründen in Betracht, die fachärztlich abgeklärt werden müssen. Das ist oft nicht leicht, weil viele und ganz unterschiedliche Erkrankungen in eine Gedeihstörung mit schlechten Stühlen münden können, etwa chronische Infektionen, eine Zöliakie oder andere Nahrungsmittelunverträglichkeiten.

Essverhalten: Mein Kind isst nicht genug – ist das schlimm?

Die Nahrungsaufnahme des Kindes ist für die Eltern ein wichtiges elementares Anliegen. Eine Verweigerung des elterlichen Angebots wird meist als persönlicher Angriff, als tiefe Kränkung erlebt und ist deswegen emotional hoch beladen. So sind Klagen über das Essverhalten der Kinder in der Praxis sehr häufig. Auch hier müssen die einzelnen Altersgruppen ganz unterschiedlich betrachtet werden.

Säuglinge
Ein Säugling nimmt vergleichsweise viel Nahrung zu sich. Schließlich verdoppelt sich sein Körpergewicht in den ersten drei bis fünf Monaten, und es verdreifacht sich im ersten Lebensjahr. Das sind aber nur grobe Anhaltswerte, das individuelle Gedeihen kann ganz anders ausfallen.

Größe und Gewicht des Neugeborenen sind vom Zustand der Ernährung im Mutterleib abhängig. Das heißt, dass ein beleibtes Neugeborenes später nicht unbedingt ein kräftiger Säugling wird. Ganz krass ist dies am Beispiel einer unkontrollierten Zuckerkrankheit der Schwangeren zu sehen: Hier werden die Babys im Mutterleib durch zu viel Zucker so überfüttert, dass sie ganz dick und groß, aber häufig trotzdem vergleichsweise unreif auf die Welt kommen. Deswegen ist es so problematisch, den Reifezustand eines Kindes allein anhand des Gewichts zu bestimmen – das ist aber ein leicht zu erhebender Messwert, während der errechnete Geburtstermin häufig unsicher ist.

Das erfolgreiche Stillgeschäft ist beim ersten Kind eine Gratwanderung: Einerseits soll das Neugeborene – vor allem wenn es keine Reserven hat – nicht hungern, andererseits soll es auch hungrig sein, damit es gut an die Brust geht und die Milchbildung stimuliert. Die Einsicht, dass Muttermilch die beste und einzig von der Natur vorgesehene Nahrung für einen Säugling ist, hat sich glücklicherweise weitgehend durchgesetzt. In den letzten Jahren sehe ich auffällig viele Säuglinge, die bei der U3 mit vier, fünf Wochen bereits fast 5 Kilogramm wiegen, die Eltern sind auch beim ersten Kind schon fröhlich und entspannt, das Stillen klappt. Früher hatte ich beim U3-Termin eher mit hohläugigen unausgeschlafenen Müttern und genervten Vätern zu tun mit einem Eiertanz um jedes Gramm Gewichtszunahme, sodass außer dem, was bei der U3 eben zu machen ist, kaum irgendetwas besprochen oder erklärt werden konnte.

Sogar nach Kaiserschnitt klappt das Stillen in der Regel, selbst dann, wenn die Mütter am dritten Tag entlassen werden. Vor 25 Jahren habe ich bei einem ersten Kind nach Kaiserschnitt kaum je ein erfolgreiches Stillen gesehen, und das bei zehn bis vierzehn Tagen Klinikaufenthalt. Die Mütter entbinden zunehmend außerklinisch oder ambulant, und schon bei der U2 haben viele Neugeborene das Geburtsgewicht wieder erreicht. Gelbsucht ist selten – und wenn, nicht schlimm.

Was hat sich geändert? Ich führe diese außerordentlich positive Entwicklung einerseits auf ein gestiegenes Bewusstsein über den Wert des Stillens und den wachsenden Stillwunsch zurück, aber auch auf die ausgezeichnete und engagierte aufsuchende Betreuung, die die Hebammen leisten: Sie besuchen die Familien, wenn nötig, sogar zweimal täglich und stehen Tag und Nacht für die kleinsten Fragen und Problemchen zur Verfügung. Ihnen gilt Lob und Anerkennung.

»Breast is best.« Stillen ist gut, aber aus dem Stillwunsch darf kein Still*zwang* werden. Denn mit dem Stillen ist es ähnlich wie mit anderen Körperfunktionen, etwa dem Schlaf: Man muss es wollen, aber nicht zu sehr, denn es lässt sich nicht erzwingen. Eine gute Stillberatung kann hier sehr helfen.

Das Wort »stillen« heißt »still und zufrieden machen«. Ein unzufriedenes Kind hat erst einmal Hunger – bis zum Beweis des Gegenteils. Wir erleben nicht selten, dass Babys schlecht gedeihen, unzufrieden und unruhig sind, dann mit allen möglichen Mittelchen behandelt werden, aber dabei einfach nur Hunger haben. Oder anders gesagt: an der Mutterbrust zu verhungern drohen. In diesen Fällen rate ich, sich noch einmal ausgiebig mit der Hebamme oder der Stillberaterin zusammenzusetzen und zu überlegen, was zu tun ist und ob nicht eine Zufütterung der allgemeinen Entspannung dienen kann. Es mag heute eine schwere Kränkung für die Mutter bedeuten, ihr Kind nicht stillen zu können, weil die Erwartung und der Perfektionsdruck groß sind – schlechte Voraussetzungen für ein »Sich-verströmen-Lassen«, ein entspanntes Stillgeschäft.

Die nächste Hürde ist die Beikost. Auch hierzu wird viel zu viel gesagt und geschrieben, und die Empfehlungen ändern sich ständig. Dabei bleiben die Babys doch seit Jahrtausenden in ihren Bedürfnissen gleich! Es gibt, wenn wir es sonst nicht besser wissen, nur einen einzigen wichtigen Rat: Das Baby soll selbst entscheiden, wann es zugefüttert werden will. Und das macht es ganz deutlich. Wenn es im Alter von vier bis sechs Monaten hinterherschaut, wenn die Eltern essen, dabei sabbert, den Mund öffnet und vor und zurück schaukelt, vielleicht auch noch die Faust fast vollständig in den Mund nimmt oder auch schon den einen oder anderen Zahn hat, dann ist es höchste Zeit! Es geht also nicht nach Monaten, sondern nach der Entwicklung des Kindes: Das eine wiegt mit vier Monaten schon 7 Kilo, das andere erst 4 – beides darf sein, aber beide haben vielleicht unterschiedliche Bedürfnisse.

Da nehmen es sich die Eltern genau vor: Ein halbes Jahr wird voll gestillt – aber das Kind will es vielleicht anders. Hier gibt es kein Richtig oder Falsch, und Empfehlungen und Einstellungen ändern sich alle paar Jahre. Auch womit man anfängt, ist eher eine kulturelle Frage als eine medizinisch-wissenschaftliche. Früher wurde Karottensaft bereits mit sechs Wochen empfohlen, um den Vitamin-A-Bedarf zu decken. Heute ist Vitamin-A-Mangel kein Problem mehr – die Karotten sind geblieben. Die ganz Schlauen nehmen dann Karotten, die nicht gelb sind (also kein Karotin enthalten). So kamen kürzlich die Pastinaken, die lange Zeit aus dem Repertoire der Gemüseküche verschwunden waren, wieder zu Ehren. Man kann auch mit Obst oder Brei anfangen oder mit Joghurt. In Asien etwa nimmt man Reisschleim. So verwendet jede Küche, was im Lande zur Verfügung steht. Daraus sollte man keine weltanschaulichen Diskussionen machen: Die Kinder pfeifen auf das, was die Eltern für gesund und ökologisch vertretbar halten.

Kleinkindalter und Trotzphase
Wenn das Kind die Zunge vorschiebt und das Essen wieder herausdrückt, heißt es nicht, dass es ihm nicht schmeckt. Dann war es einfach noch zu früh: Das ist die Haltung, die die Zunge beim Saugen einnimmt. Dann mache man sich keinen Stress und warte noch ein Weilchen. Aus eigener Erfahrung kann ich nachvollziehen, welcher Druck auf dem fütternden Elternteil lastet, welche Erwartung: Wird das Kleine sein Tellerchen leer essen, werde ich meiner Rolle als Ernährer gerecht? Auch wenn das Kind mit sieben, acht oder gar neun Monaten nur Milch trinken will, ist das auch nicht schlimm. Denn Milch ist das einzige Nahrungsmittel, von dem man vollständig leben kann. Ich habe in Nepal einmal den »Milk-Baba« kennengelernt, einen achtzigjährigen Saddhu, der sich ausschließlich von Milch ernährte – und dabei gesund und eine Attraktion geblieben ist. Das erzähle ich Eltern immer dann, wenn sie klagen, dass ihr Kleinkind sich nur von Milch ernährt.

Trinkt ein Kind viel Milch, braucht es allerdings nicht mehr viel anderes. Ein guter halber Liter kann für ein Kleinkind ausreichen, um den Kalorienbedarf zu decken. So manches Kind, das tagsüber schlecht isst, trinkt nachts zwei, drei Flaschen Milch und deckt so seinen Kalorienbedarf. Kuhmilch ist jedoch eigentlich für Kälber da. Diese wachsen viel schneller und haben einen erhöhten Eiweiß- und Mineralstoffbedarf. Zu viel Milch ist deswegen nicht so gut für Menschenkinder. Nachts sollten sie ohnehin, wenn überhaupt etwas, nur Wasser trinken. Will man, dass ein Kleinkind tagsüber besser isst, sollte als Erstes die nächtliche Milchmahlzeit abgeschafft werden.

Kleinkindalter und Trotzphase sind für das Essverhalten eine besonders kritische Zeit. Wie gesagt sind die Machtmittel eines Kleinkindes bescheiden, und die Verweigerung der Nahrung ist ein wichtiges Auseinandersetzungsinstrument. Wie sehr Eltern ihr Kind auch zwingen mögen – letztlich können sie es nicht dazu bewegen, selbst das ihnen in den Mund gestopfte Essen auch hinunterzuschlucken. So gibt es unschöne und unappetitliche Machtkämpfe. Ich kann nur immer wieder dringend raten, hier keine Arena zu eröffnen, auf der beide Seiten sich austoben. Gewinnen wird niemand, und beide werden erschöpft und unglücklich den Kampfplatz verlassen. Ein sonst gesundes Kind holt sich immer, was es braucht. Dieser Grundsatz ist von großer Bedeutung und kann so manche Diskussion über das richtige und gute Essen entschärfen.

Natürlich sollen Kinder lieber Obst und Gemüse und wenig Süßigkeiten essen. Aber ein gutes Angebot und ein gutes Vorbild wirken nachhaltiger als strikte Gebote und Verbote. Mit Ignorieren oder Tolerieren kurieren sich manche abstruse Nahrungsgewohnheiten von Kindern am besten. Wenn es einen Tobsuchtsanfall gibt, weil zum Beispiel Nudeln und Tomatensoße gemischt werden, das Kind sie jedoch lieber als »Trennkost« isst – warum soll man es hier auf einen Machtkampf ankommen lassen? Erziehung gelingt dann am besten, wenn das Kind das Gefühl hat, die Dinge selbst so entschieden zu haben.

Kindergarten- oder Schulkinder

Die gemeinsame Mahlzeit ist ein wichtiger Motivationsfaktor zum Essen, aber auch ein Provokationsfaktor. Ich halte die gemeinsamen Familienmahlzeiten für ein gedeihliches Zusammensein und nicht nur Nebeneinanderherleben für sehr wichtig. In allen Kulturen haben die gemeinsamen Mahlzeiten eine wichtige verbindende Bedeutung, so das Gastmahl, das Festessen, aber auch die rituellen Zeremonien wie das Abendmahl in der Kirche. Wegen der heutigen Lebenssituation mit Berufstätigkeit der Eltern und Ganztagsbetreuung in den Einrichtungen wie Kita, Kindergarten und Schule sollte den wenigen verbleibenden gemeinsamen Mahlzeiten noch mehr Bedeutung zukommen: Wann sonst noch sitzt man beieinander und sich gegenüber, nimmt sich Zeit füreinander und hat einen festen Rahmen der Gemeinsamkeit?

Wenn es bei Kindergarten- oder Schulkindern Auseinandersetzungen um das Essen gibt, sollte man sich die Frage stellen, was in Wirklichkeit dahintersteckt. Denn das Essen ist nur der Schauplatz, die Beziehungsthematik das Eigentliche, worum es geht.

Und oft sind es ja gar nicht die Eltern, die sich Sorgen um das Essen machen; es sind Dritte, häufig die Großeltern, die aus unterschiedlichen Gründen den Eltern ein schlechtes Gewissen machen oder gar machen wollen. Dazu ein Beispiel: Ein vierjähriges, sonst gesund wirkendes Mädchen, nennen wir es Martha, wird am Montagmorgen ohne Termin von der Mutter in die Praxis gebracht: Sie äße so schlecht, sei so dünn und habe Ringe unter den Augen. Um auszuschließen, dass das Kind ernsthaft krank sei, bittet die Mutter um eine gründliche Untersuchung und eine Blutentnahme. Die genauere Nachfrage ergibt, dass die Familie am Vortag zum Sonntagskaffee bei den Schwiegereltern war und die Schwiegermutter der Mutter schwere Vorwürfe gemacht hatte, weil sie berufstätig sei, das Kind vernachlässige, es ganztags im Kindergarten betreuen lasse und sich kurzum nicht richtig um es kümmere. Jetzt sehe ja jeder, dass das Kind fehlernährt sei, zu wenig und das Falsche zu essen bekäme und überhaupt die Mutter eine Rabenmutter sei.

Durch diese einfache Nachfrage hat sich geklärt, dass hier nicht eine Essstörung, sondern ein Generationenkonflikt vorliegt und die Frage nach dem wirklichen »Auftraggeber« sinnvoller ist, als sich zu einer unnötigen Blutuntersuchung hinreißen zu lassen. Nicht selten ist die Mutter sehr erleichtert, wenn derartige Fragen zur Sprache gebracht werden. Es stärkt sie in ihrer Selbstachtung und Selbstwirksamkeit.

Ich fülle dann die Wachstums- und Gewichtskurve aus und zeige der Mutter, dass die Messwerte des Kindes genau auf der Kurve liegen. Sie hat es nun schwarz auf weiß und kann es, wenn sie will, der Großmutter zur Erklärung zeigen. Denn das Kind ist keinesfalls zu dünn, stattdessen die Oma wahrscheinlich zu dick. Falls doch ungewöhnliche Ernährungsbedingungen vorliegen, kann man diese ebenso besprechen.

Ein wichtiges Argument gegen eine nichtindizierte Blutuntersuchung ist: »Einmal ist keinmal.« Mit einiger Wahrscheinlichkeit ergibt sich nämlich irgendein kontrollbedürftiger Wert, der eine weitere Blutuntersuchung nach sich zieht – und unter Umständen das Kind erst »krank« macht. Auch sind die dafür notwendig werdenden Folgetermine mit dem Feilschen um zweifelhafte Werte zu berücksichtigen, statt dass man sich dem wirklichen Problem widmet: Es ist in diesem Fall wahrscheinlich besser, beim nächsten Mal einen regulären Gesprächstermin auszumachen und die Großmutter dazu einzuladen. Das könnte zum Beispiel bei der anstehenden Vorsorgeuntersuchung U8 geschehen. Für den Arzt ist wichtig, dass er sich dies notiert und das Thema bei der kommenden Untersuchung anspricht, denn schnell ist so eine Situation wieder »entaktualisiert«.

Das Thema der so häufigen Essstörungen im Jugendalter, von der Pubertätsmagersucht bis hin zum heute besorgniserregend zunehmenden Übergewicht, würde hier zu weit führen. Dazu muss auf Einzeldarstellungen verwiesen werden.

Psychosomatische Symptome – ernst zu nehmen

Besonders betroffen: Mädchen und sozial Benachteiligte

Körperliche Beschwerden wie Bauch- oder Kopfschmerzen, Übelkeit und Schlafstörungen beeinträchtigen in hohem Maße das Wohlbefinden der Kinder. Aktuelle Zahlen zeigen, dass europaweit vor allem Mädchen häufig unter psychosomatische Beschwerden leiden.[17] Diese nehmen im Laufe des Jugendalters erheblich zu und betreffen anscheinend besonders sozial benachteiligte Heranwachsende.

Innerhalb von sechs Monaten litten ein Drittel aller Mädchen und jeder sechste Junge unter mindestens zwei psychosomatischen Beschwerden pro Woche. Mit steigendem Alter verdoppelt sich der Anteil an Mädchen, die von regelmäßigen psychosomatischen Beschwerden berichten, von jedem fünften Elfjährigen bis hin zu über 40 Prozent bei fünfzehnjährigen Mädchen, während bei Jungen das Vorkommen über das Alter hinweg relativ stabil bleibt. Bei Jungen gibt es nur geringe Unterschiede nach der sozialen Situation, während bei Mädchen mit steigendem familiären Wohlstand seltener regelmäßige psychosomatische Beschwerden berichtet werden.

Kinder mit Migrationshintergrund leiden häufiger unter verschiedenen psychosomatischen Beschwerden, wobei auch hier bei Mädchen der Unterschied deutlich stärker ausgeprägt ist. Sie leiden überwiegend an Kopf- und Bauchschmerzen, während bei Jungen Einschlafprobleme häufiger berichtet werden.

Die Beschwerden nehmen zu

Es ist sehr beunruhigend und wirft einen Schatten auf die gegenwärtige Lebenssituation unserer Kinder und Jugendlichen, dass in einem Zeitraum von nur vier Jahren, zwischen 2010 und 2014, die Beschwerden europaweit zugenommen haben (Zahlen von 2010 in eckigen Klammern):[18] Am häufigsten leiden die Jugendlichen unter Einschlafproblemen (20,1 Prozent [17,7 Prozent]), gefolgt von Kopfschmerzen (14 Prozent [12,8 Prozent]), Rückenschmerzen (12,4 Prozent [11,5 Prozent]) und Bauchschmerzen (8,3 Prozent [7,9 Prozent]).

Damit müssen die Kinder und ihre Familien umgehen lernen, aber auch die Ärzte, die diese Patienten täglich sehen und unterschiedliche, meist eher medizinische Diagnose- und Behandlungsstrategien dafür bevorraten. Diese Fakten sollten dazu aufrufen, zum einen die Bedingungen zu hinterfragen, unter denen Kinder heute aufwachsen, und uns zweitens dieser Problematik eher mit einer psychosozial-psychosomatischen Herangehensweise anzunähern als nur mit dem Medizinerblick, nicht zuletzt, um eine noch weitergehende Medikalisierung dieser Altersgruppen zu vermeiden.

Unfälle sind schlimm

Kinder sterben nicht in erster Linie an Krankheiten. Woran dann? Im ersten Lebensjahr sterben die allermeisten Säuglinge um die Geburt herum durch Unreife oder schwere Fehlbildungen. Nach einer Änderung des Personenstandsregisters gehen auch nicht lebensfähige Frühgeborene in die Todesfallstatistik ein, sodass diese verzerrt ist; denn in das erste Lebensjahr fallen fast zwei Drittel aller Todesfälle von Kindern und Jugendlichen. Nach der hessischen Statistik von 2015 starben jenseits des ersten Lebensjahres 103 Kinder unter achtzehn Jahren. Neunzehn davon an angeborenen Fehlbildungen und Chromosomenanomalien, sechzehn an Krebs, dreizehn nahmen sich das Leben, und 36 starben durch äußere Ursachen, meist an Unfällen (Rest unklar). Nach dieser Statistik starben nur zwei Kinder an infektiösen Erkrankungen, davon eins im ersten Lebensjahr.

An diesen Zahlen wird deutlich, dass wir eine sehr verzerrte Wahrnehmung haben, was die Gefährlichkeit von Krankheiten angeht. Die Wahrscheinlichkeit, an einem Unfall oder durch äußere Gewalt zu sterben, ist bis ins höhere Erwachsenenalter weit größer als die, durch eine Krankheit ums Leben zu kommen.

Todesfälle bei Kindern

Jedes Jahr sterben in Deutschland 180 bis 190 Kinder unter fünfzehn Jahren (2015: 193[19]) durch einen Unfall, davon sind etwa ein Drittel Verkehrsunfälle. Je ein Fünftel ertrinken oder ersticken, und etwa ein Dutzend Kinder kommen entweder durch einen Sturz oder durch Feuer und Rauch ums Leben. Glücklicherweise ist in den letzten zehn Jahren ein deutlicher Abwärtstrend der Verletzungen mit Todesfolge zu beobachten: In Deutschland nahmen sie um 37 Prozent, europaweit um 44 Prozent ab. Dennoch bleibt es dabei, dass Verletzungen jenseits des ersten Lebensjahrs die häufigste Todesursache bei Kindern und Jugendlichen darstellen. Besonders Säuglinge sind derzeit besonders gefährdet, durch Unfälle oder Gewalt zu sterben. Sie haben seit Jahren die höchsten Zahlen von tödlichen Unfällen, aber – besonders beunruhigend – auch an tödlichen Verletzungen durch Gewalt. Die Rate der tödlichen Verletzungen durch tätliche Gewalt war 2012 in Deutschland bei Säuglingen sogar größer als die durch Unfälle: Ersticken, Stürze und Ertrinken. Allgemein steigt dann nach dem Alter von fünfzehn Jahren das Unfallrisiko stark an, bei Jugendlichen liegt der Anteil der tödlichen Verletzungen bei fast 60 Prozent. Die beiden Haupttodesursachen sind hier Verkehrsunfälle und Suizide.

Nichttödliche Unfälle

Fast 200 000 Kinder pro Jahr mussten im Durchschnitt der Jahre 2002 bis 2012 im Krankenhaus nach einem Unfall behandelt werden.[20] 1,7 Millionen Kinder suchen nach einem Unfall einen Arzt auf. Dazu kommt die unbekannte Anzahl von Unfällen, die weder durch Krankenhausstatistik noch Praxiskonsultationen erfasst werden; sie dürfte noch zehnfach höher liegen. Hauptursache sind im Besonderen bei den kleineren Kindern Kopfverletzungen, Verbrennungen und Verätzungen sowie Vergiftungen. Im Kleinkindesalter sind derartige äußere Einwirkungen der zweithäufigste Grund für eine stationäre Aufnahme. Vor allem die Krankenhausaufenthalte von Säuglingen waren in diesen zehn Jahren stark angestiegen, von etwa 2500 auf 3500. Die Zahl der aufgenommenen Kleinkinder stieg um etwa 10 Prozent an, während die Zahl älterer Kinder sich nur wenig veränderte, um 1500 pro Jahr.

Warum ist die Zahl der stationär aufgenommenen Säuglinge trotz eher zurückgehender Kinderzahlen so hoch? Ich glaube nicht, dass Eltern leichtsinniger geworden sind und dass einfach mehr passiert, ganz im Gegenteil. Dass die Zahl der erfassten Unfälle so enorm zugenommen hat, dürfte daran liegen, dass die Bereitschaft, die Notaufnahme eines Krankenhauses aufzusuchen, stark angestiegen ist. Alle Krankenhäuser beklagen sich seit Jahren über die zunehmende Inanspruchnahme ihrer Notfallbereiche. Dies ist neben einer stark gesunkenen Schwelle, ärztliche Hilfe in Anspruch zu nehmen, auch der mangelnden Bereitschaft der Ärzte anzulasten, außerhalb ihrer Sprechzeiten tätig zu werden und sich in überörtlichen Notdiensten zu organisieren. Wenn die Anrufe der Patienten dann in einem anonymen Call-Center landen, fahren sie doch lieber gleich in die nächstgelegene Klinik. Und in die Klinik fahren heißt dann wiederum, mit größerer Wahrscheinlichkeit stationär aufgenommen zu werden. So werden alle Säuglinge, die auf den Kopf gefallen sind – egal, ob vom Sofa oder vom Wickeltisch und ohne Berücksichtigung ihres meist völlig unauffälligen Zustandes –, stationär aufgenommen und mindestens 24 Stunden »beobachtet«. Das entspricht schon lange nicht mehr dem Stand der wissenschaftlichen Erkenntnis, da es sehr wohl anerkannte Kriterien für die Notwendigkeit einer stationären Beobachtung gibt. Dass so die Zahl stationär betreuter Kinder stark ansteigt, ist nicht verwunderlich und eher dem System als den tatsächlichen Ereignissen zuzuschreiben.

Altersabhängige Risiken

Die verschiedenen Altersgruppen sind einem sehr stark unterschiedlichen Risiko ausgesetzt, von der zunehmenden Mobilität im ersten Lebensjahr und der Nachlässigkeit der Bezugspersonen bis hin zur Sensationslust und dem Risikoverhalten von Jugendlichen. Säuglinge haben naturgemäß die höchsten Unfallraten im häuslichen Bereich, Kinder, vor allem aber die Jugendlichen, tragen das höchste Risiko, an einem Verkehrsunfall zu sterben. Als zweithäufigste Todesursache folgt bei Jugendlichen jedoch der Suizid: In Deutschland nahmen sich 2015 zwanzig Kinder (Zehn- bis Fünfzehnjährige) und fast 200 Jugendliche (Fünfzehn- bis Zwanzigjährige) das Leben.[21] Dabei sind diejenigen, die durch bewusst riskantes Verhalten bei Unfällen sterben, noch nicht eingerechnet. Das muss uns besonders zu denken geben: Ist unser Leben, sind unsere Lebensumstände nicht mehr lebenswert, welche Perspektive haben Kinder und Jugendliche in unserem Land?

Was ist der Preis?

Die Unfallverhütungsstrategien (Gurtpflicht, Verkehrserziehung und so weiter) haben auch im Straßenverkehr erhebliche Erfolge erzielt. So nahmen die tödlichen und schweren Verkehrsunfälle von Kindern und Jugendlichen in den letzten Jahrzehnten stark ab. Welchen Preis diese Erfolge aber erforderten, ist schwer abschätzbar. In jedem Fall ist die Entziehung des Lebens- und Erlebnisraums Straße und der Rückgang des freien Draußenspielens ein wichtiger Grund dafür, aber auch die Tatsache, dass Kinder eher im Auto transportiert werden, um sie gerade vor den gefährlichen Auswirkungen des Verkehrs zu schützen. Schon vom Kita-Alter an werden Kinder täglich gebracht und abgeholt; und damit wächst andererseits eben auch der Verkehr weiter an, der die Unfälle von Kindern verursacht – eine Spirale. Die Folgen des Entzugs des »Lebensraums Straße« für die sozialen und motorischen Fähigkeiten von Kindern sind beträchtlich und schwer gegen den Sicherheitsgewinn aufzuwiegen (dazu mehr auf Seite 213).

Anders sein – ist das schlimm?

Es gibt Kinder, die anders sind als andere. Den Ausdruck »Behinderung« will ich hier bewusst vermeiden. Ursachen für das Anderssein sind vielfältig: genetische, etwa beim Down-Syndrom, und geburtsbedingte Störungen, etwa bei Unreife, Sauerstoffmangel oder Geburtsverletzung, Stoffwechselerkrankungen. Es gibt bekanntlich sehr viele sehr seltene Erkrankungen, die die Familie mit Krankheitsnamen konfrontieren, von denen sie noch nie etwas gehört haben und ihr Kinderarzt vielleicht auch nicht.

Der Umgang mit einem Kind, das anders ist als andere, gestaltet sich in den meisten Fällen schwierig. Die Eltern und die Menschen in ihrem Umfeld haben eine bestimmte Erwartung oder Vorstellung, wie Kinder sein sollten. Wenn dann die Wirklichkeit und die Vorstellungen weit auseinanderklaffen, braucht es viel Geduld, Zeit und Belastungsfähigkeit, um sich an die neue Situation zu gewöhnen.

Es gibt heute zahlreiche Möglichkeiten der Behandlung. Viele Störungen können wir nicht ursächlich therapieren, aber wir können versuchen, die Folgen abzumildern und den Alltag lebbar zu machen, nicht nur für das Kind, sondern für die ganze Familie.

Bis zur endgültigen Klärung, was das Kind nun eigentlich hat, vergehen oft bange Tage und Wochen und verursachen ein Wechselbad der Gefühle – Hoffnung und Verzweiflung, Depression und Zuversicht. Nicht selten findet sich gar keine befriedigende Erklärung für das Anderssein. Ohne Diagnose ist es schwer genug, aber umgekehrt wird eine endgültige Diagnose oft wie ein Urteil erlebt. In dieser Zeit brauchen Eltern viel Unterstützung und Hilfe, dies zu verarbeiten: Warum gerade wir? Ärzten wird oft vorgeworfen, dass sie sich den drängenden Fragen der Eltern nicht stellen, aber sie wissen häufig selbst nicht, wie es weitergeht und was sie sagen sollen.

Ohne auf die speziellen Probleme einzelner Krankheitsbilder eingehen zu wollen, was immer eine höchst individuelle Angelegenheit ist, kann man sagen, dass das Leben mit einem behinderten oder chronisch kranken Kind ebenso von Höhen und Tiefen gekennzeichnet sein wird wie das Leben mit einem gesunden. Es soll möglichst normal leben. Es wird sich entwickeln, vielleicht langsamer, eben anders, der Entwicklungshorizont ist nicht vorhersehbar. Eltern und alle Beteiligten wollen mithelfen, es nach Kräften zu fördern. Neben sozialrechtlichen Hilfestellungen über das Versorgungsamt gibt es viele Anlaufstellen, oft auch für spezielle Erkrankungen: Sozialpädiatrische Zentren (SPZ) gibt es an fast jeder größeren Kinderklinik und Frühförder- und Beratungsstellen in jeder Stadt und in jedem Kreis. Sie sind sowohl beratend-erzieherisch als auch medizinisch-therapeutisch tätig und koordinieren bestenfalls die verschiedenen Fachkräfte wie Heilpädagogen, Psychologen, Krankengymnasten, Ergotherapeuten und Logopäden. Im Idealfall tauschen sich der Kinderarzt und die verschiedenen Therapeuten und Erzieher mit den Eltern in gemeinsamen Förderrunden aus, um die anstehenden Schwerpunkte zu besprechen, damit das Kind und seine Familie optimal gefördert werden, ohne überfordert zu sein.

Daneben gibt es häusliche Kinderkrankenpflegeeinrichtungen, familienentlastende Dienste und Palliativteams in regionalen Netzwerken. Das ist örtlich unterschiedlich organisiert, sprechen Sie Ihren Kinderarzt, den allgemeinen Sozialdient Ihrer Gemeinde oder die Kranken- und Pflegekasse an. Sie haben ein Anrecht auf eine sozialmedizinische Beratung.

Zusammenschlüsse von Eltern und Betroffenen in Selbsthilfegruppen können sehr hilfreich sein, damit man sich nicht mit einer

Diagnose allein gelassen fühlt, von der man zuvor noch nie etwas gehört hat. Das Kindernetzwerk (www.kindernetzwerk.de) vermittelt bundesweit Kontakte bei solchen seltenen Diagnosen. Es versucht, Kindern, Jugendlichen und (jungen) Erwachsenen mit chronischen Krankheiten und Behinderungen weiterzuhelfen, indem es die Menschen verbindet und Wissen bündelt. Es vertritt die Interessen von rund 150 Organisationen, Elterninitiativen, Beratungsstellen, Selbsthilfegruppen und Bundesverbänden mit rund 150 000 angeschlossenen Mitgliedern.

Viel hilft nicht immer viel

Das Wichtigste und Beste für ein Kind, das anders ist als andere, ist ein warmes familiäres Klima und ein förderndes Alltagsumfeld: das Miteinander, die Inklusion, die Normalität zu leben. Denn häufig wird von außen bestimmt, was für das Kind gut und notwendig ist. Ich betreue Kinder, beispielsweise mit Morbus Down, die überhaupt keine therapeutischen Maßnahmen brauchten und in ihrer Familie fröhlich und gut gefördert aufwuchsen. Erst als sie in Einrichtungen kamen, schlugen die pädagogischen Fachleute die Hände überm Kopf zusammen: »Was, keine Ergo, keine Logo, keine Krankengymnastik, kein SPZ [Sozialpädiatrisches Zentrum]? Wie sollen wir dann eine Integrationsmaßnahme durchkriegen?«

Ihr Leben und Ihr Erleben mit dem Kind ist die wichtigste Förderung, die Sie ihm angedeihen lassen können, und man kann Liebe und Zuneigung nicht an Therapeuten delegieren. Ängste und Unsicherheiten sollten nicht in ein Zuviel an Förderung, zu viele Aktionen und Konsultationen der verschiedensten Spezialisten und Kliniken umgelenkt werden; denn schnell folgt da eine Überforderung des Kindes und der Familie. Natürlich will jeder der Beteiligten das Beste und sieht überall noch Behandlungsmöglichkeiten. Ein guter Therapeut muss sich aber zurücknehmen können, zuhören, den Eltern Raum für ihre Gefühle geben und auch mal Pausen oder andere Förderschwerpunkte zulassen. Und wenn Sie das Gefühl haben, es geht gar nicht weiter und die Decke fällt Ihnen auf den Kopf, nutzen Sie die Möglichkeit, eine Kur oder eine stationäre Rehabilitationsmaßnahme zu beantragen. Es gibt darauf spezialisierte Kliniken und Erholungseinrichtungen, auch für die ganze Familie als Familien-Reha. Und nehmen Sie mal »Ferien vom Kind«, auch vom Kind mit besonderen Bedürfnissen. Denn es ist wichtig, sich abzugrenzen und zu versuchen, das »andere« Kind nicht ständig zum Mittelpunkt zu machen, ohne Schuldgefühle zu entwickeln.

Die ganze Familie im Blick behalten

Meistens kümmert sich die Mutter besonders intensiv um ein krankes oder behindertes Kind. Nicht selten werden dann den Bedürfnissen der Geschwister und des Partners zu wenig Aufmerksamkeit und Zeit geschenkt, sie fühlen sich ausgeschlossen und nicht hinreichend wahrgenommen. Hier besteht die große Gefahr für die Familie auseinanderzufallen. Wechseln Sie sich ab, beziehen Sie Ihren Partner mit ein, teilen Sie Ihre Aktivitäten auf, und suchen Sie sich Freiräume für sich, zusammen mit Ihrem Partner und mit den anderen Kindern – aber nicht erst dann, wenn es zu spät ist. Oft erlebe ich, dass Geschwisterkinder verhaltensauffällig werden »müssen«, um die Aufmerksamkeit auf sich zu ziehen und wieder wahrgenommen zu werden. Ein neues Kind in der Familie bedeutet immer eine Konkurrenz und eine Belastung für die Geschwister, besonders aber, wenn es krank oder anders ist. Kinder sind sich selbst am nächsten und können nicht verstehen, warum sie Rücksicht nehmen sollen. Sie sind doch auch noch da. Wenden Sie sich also auch besonders intensiv den Geschwistern zu, schon um zu verhindern, dass sie das kranke Kind ablehnen.

Geschwister haben – ist das schlimm?

Was haben Geschwister mit dem Kranksein zu tun? Auch Beziehungen können krank machen, und Geschwisterbeziehungen gehören zu den intensivsten: Sie sind in der Regel die längsten, die ein Mensch in seinem Leben hat, und überdauern Eltern, Partner und möglicherweise die eigenen Kinder. Und sie sind oft kompliziert. Die Stellung in der Geschwisterfolge ist für viele individuelle Eigenheiten verantwortlich und wird in ihrer ganzen Bandbreite weit unterschätzt, heute mehr denn je, weil nicht selten Patchwork-Geschwister dazukommen und die Lage noch komplizieren. So ist deutlich, warum in einer beziehungsorientierten kinder- und jugendärztlichen Praxis die Frage der Geschwister auf vielen Ebenen eine große Bedeutung hat.

Erstgeborene

Das erste Kind ist zunächst über einen längeren Zeitraum »Alleinherrscher« über Mama und Papa. Schon vor der Geburt wird es mit Erwartungen überhäuft. Es beansprucht und erhält uneingeschränkte, ungeteilte Aufmerksamkeit. Außerdem ist alles neu und aufregend, so manche Anfängerangst und Unsicherheit prägen die erste gemeinsame Zeit. Sie machen sie anstrengend, aber auch besonders innig. Jedoch währt die Geschlossenheit nicht lange: Das erste Kind wird irgendwann auch als Erstes den Weg ins »feindliche Leben« gehen, das Leben außerhalb der Familie. Häufig ist dies mit Trennungsängsten verbunden, die nicht nur das Kind, sondern auch die Eltern betreffen, vor allem die Mutter, weil die große Nähe, die die frühe Kindheit prägte, nun aufgegeben werden muss.

Das zweite Kind findet eine ganz andere Konstellation vor: bereits routinierte Eltern, aber vor allem ein entthrontes älteres Geschwisterkind. Wie leicht wird das ältere dann weniger beachtet und glaubt durch Provokationen oder Rückschritte in der Entwicklung wieder auf sich aufmerksam machen zu müssen? Es will vielleicht wieder eine Windel haben oder provoziert durch Aggressionen oder kleine Streiche. Auch wird das neue Baby zwar geliebt und gestreichelt, doch leicht auch mal etwas geknufft und gepufft. Eltern erwarten selbstverständlich, dass das neue Geschwisterchen doch geliebt wird – aber wie denn, wenn es dem älteren doch alles wegzunehmen scheint: erst die Aufmerksamkeit, später die Spielsachen. Eltern können und wollen häufig nicht wahrnehmen, dass das Kleine vom älteren Geschwisterchen auch abgelehnt werden kann.

Dieser Entthronungsprozess betrifft hauptsächlich das erste Kind, die weiteren leben von vornherein mit der Teilbarkeit elterlicher Aufmerksamkeit. Dennoch treten erhebliche Rivalitäten auch zwischen weiteren Kindern auf, was sehr stark abhängt vom Altersabstand, vom Geschlecht und von individuellen Faktoren. Letztlich ist nicht in typischer Weise vorhersehbar, wie Geschwister sich untereinander verhalten werden. Als sicher gilt, dass diese frühen Erfahrungen in hohem Maße prägend für die weitere Beziehungsgestaltung im Leben sind.

Das Thema »Geschwister«, ein herausfordernder Dauerbrenner

Für Eltern ist es schwer zu ertragen, wenn ihre Kinder nicht gut miteinander auskommen. Besonders schwierig und häufig unlösbar ist diese Thematik bei Patchwork-Familien mit Kindern in verschiedenen Konstellationen: eigenen und denen der Partner. Hilfreich ist es, mit den oft verzweifelten Eltern über ihre eigenen Geschwistererfahrungen zu sprechen. Kinder können rivalisieren oder, um ständigen Machtkämpfen aus dem Weg zu gehen, den »komplementären« Weg gehen: Wenn das eine Kind in der Schule besonders gut ist, kann der Bruder vielleicht nur mit sportlichen Leistungen glänzen; wenn der eine gut malen kann, will der andere sich mit Musik auszeichnen. Aber auch negatives Auffallen kann zur Mehrbeachtung führen und so unbewusst gefördert werden. Beklagen die Eltern Verhaltensauffälligkeiten eines ihrer Kinder, ist es wichtig, nach den Geschwistern und deren Stärken und Schwächen zu fragen, um die Symptomatik besser zu verstehen. Viele Auffälligkeiten sind so als Reaktion erklärbar. Ein familienbezogener Ansatz unter besonderer Berücksichtigung der Geschwisterfolge wird oft weiterhelfen.

So ist es schon unter normalen Umständen eine komplizierte Angelegenheit, wie Geschwister zueinander stehen. Ganz besondere Beachtung sollte Geschwisterkindern aber zukommen, wenn *nicht* »alles normal« läuft. Ist eines der Kinder krank oder gar chronisch krank beziehungsweise behindert, wird sich wie gesagt naturgemäß fast alles um dieses Kind drehen; und wir erleben es nicht selten, dass Geschwister »hinten runterfallen«, wenn ein anderes ebendiese besondere Aufmerksamkeit braucht (siehe auch »Anders sein …«, Seite 104). Bei Geschwistern von chronisch kranken oder behinderten Kindern kann die Reaktion nicht nur sehr unterschiedlich ausfallen, sondern, ebenso wie bei den Eltern, auch stark schwanken: von liebe- und verständnisvoll bis überfordert und genervt. Häufig findet sich die Tendenz, gesunde Geschwisterkinder besonders in die Pflicht und Verantwortung zu nehmen, ihnen so die Erwachsenenrolle eines verständnisvollen Partners zuzuschreiben, sie zu parentifizieren. Damit sind Kinder überfordert. Auch im Krankenhaus wird den sehr kranken Kindern viel Aufmerksamkeit geschenkt, während die nicht so kranken etwas vernachlässigt werden. Eltern können oft nicht ermessen, wie krank ihr Kind ist, und fühlen sich dann nicht in ihren Sorgen ernst genommen.

Eine Geschwisterproblematik kann also bei vielen kindlichen Auffälligkeiten eine Rolle spielen, von Wutausbrüchen bis zur Trennungsangst, aber auch bei körperlichen Beschwerden wie Übelkeit, Bauch- oder Kopfschmerzen. Die Frage nach der familiären Gesamt- und Lebenssituation gehört mit zu Abklärung der so häufigen »funktionellen Beschwerden«. In der ärztlichen Praxis wie auch in der Familie ist das Thema »Geschwister« also ein herausfordernder Dauerbrenner. Leider fehlt es in der Sprechstunde häufig an Zeit oder auch Interesse, sich mit den familiären Situationen angemessen zu beschäftigen, und Eltern nutzen nicht häufig die Möglichkeit, sich einen besonderen Gesprächstermin geben zu lassen. Zwar sind sie enttäuscht, wenn der Arzt im Akutfall darauf nicht ansprechbar ist; sie haben es aber oft unversucht gelassen oder nicht erwartet, dafür einen eigenen Gesprächstermin zu bekommen. Daher sei besonders betont, dass für solche Beratungsgespräche ein zeitlicher Rahmen außerhalb der offenen Sprechzeiten gefunden werden sollte. Dann kann man sicher sein, dass der Arzt je nach seiner persönlichen Qualifikation und Auslastung entweder selbst ein offenes Ohr für diese Thematik hat oder die Eltern an eine geeignete Beratungsstelle verweisen wird.

Der rein organisch orientierte Arzt wird für diese Konstellationen wenig Verständnis aufbringen und dann erstaunt zur Kenntnis nehmen, dass das »gesunde« Geschwisterkind mit einem Mal dekompensiert ist und günstigenfalls beim Kinder- und Jugendpsychiater landet. Familienorientierte und -entlastende Rehabilitationsmaßnahmen gehören heute schon bei vielen chronischen Krankheiten zum Gesamtbetreuungskonzept.

Kinder- und Jugendärzte sind, obwohl Fachärzte, nicht umsonst der hausärztlichen Betreuungsebene zugeordnet: Hier sollte ein familienorientierter Zugang über den eigentlichen Patienten hinaus die Regel sein. Das geht aber nur, wenn die Familie es auch zulässt und signalisiert, dass über die reinen Sachleistungen hinaus ein solches Angebot gewünscht wird (siehe Seite 112), und wenn diese Tätigkeiten angemessen honoriert werden.

Exkurs zu Heilmitteln: Ergotherapie & Co.

Eine Mutter kommt mit ihrem knapp vierjährigen Sohn zur Vorsorgeuntersuchung U8. Der Arzt untersucht ihn, macht einige Übungen mit ihm, lässt ihn malen, hüpfen, sprechen und sagt schließlich: »Prächtig, alles in Ordnung, nächstes Jahr Wiedervorstellung zur U9.« Die Mutter schaut ihn ungläubig an und fragt: »Wie? Keine Ergotherapie, keine Logopädie? Keine Krankengymnastik, nicht einmal Psychomotorik?« Der Arzt bekräftigt seine Meinung, es sei alles in bester Ordnung. Darauf die Mutter zu ihrem Kind: »Lass uns woanders hingehen, der hat dich ja gar nicht richtig untersucht.« Diese die derzeitige Situation sehr treffend schildernde Anekdote sagt uns erstens, dass vielfach die Erwartung besteht, eine Vorsorgeuntersuchung müsse immer eine therapeutische Konsequenz haben. Zweitens hat man weithin die Vorstellung, dass ein gesunder Mensch nur noch nicht ausreichend untersucht sei. Drittens wählen manche die Methode des »Doktor-Hoppings«: Wenn man unbedingt etwas finden möchte, kann man so lange zu Ärzten gehen, bis auch etwas gefunden wird.

Mindestens ein Drittel, in manchen Städten gar die Hälfte aller Vorschulkinder macht irgendeine Therapie. Da Therapien nur bei einer »Krankheit« verordnet werden, müsste also mindestens ein Drittel aller Vorschulkinder »krank« sein, denn wenn die Verordnungen erfolgen, obwohl gar keine Erkrankung vorliegt, wären es ja Fehlverordnungen. Das heißt, jedes Kind mit einer Therapie hat auch eine Diagnose, einen Krankheitsnamen, eine Störung.

Die Ergotherapie

Mir ist bereits dreimal in etwa Folgendes widerfahren: Eine Mutter wünscht auf Anraten des Kindergartens dringend eine Verordnung zur Ergotherapie für ihren Sohn, der so ungelenk sei. Ich untersuche das konstitutionell etwas schwerfällige Kind, sehe keinen Bedarf, rate zu Herumtollen, Kinderturnen und allgemeinen motorischen Fördermaßnahmen und schicke die Mutter wieder weg. Am nächsten Tag ruft die Erzieherin an. Sie schildert, wie problematisch der Junge in seiner Motorik und im Sozialverhalten sei, und hält eine Ergotherapie für dringend notwendig. Ich erwidere, dass ich eher dazu raten würde, eine pädagogische Frühförderstelle aufzusuchen, wenn derartige Auffälligkeiten zu beobachten seien. Nein, dazu sei die Gesamtsituation des Kindes doch nicht zu auffällig, darüber hinaus gäbe es da so lange Wartezeiten, und es müsse dringend sofort etwas geschehen. Außerdem käme die Ergotherapeutin in den Kindergarten, sie habe mit ihr auch schon gesprochen, und eine erste Behandlung sei bereits erfolgt, da auch die Therapeutin dringenden Handlungsbedarf sähe. So lasse ich mich zu einer Verordnung nötigen, wobei es natürlich nicht bei einer bleibt, sondern der »Regelfall« von sechzig Stunden mindestens ausgeschöpft wird.

Nach einiger Zeit meldete sich die Mutter wieder mit folgendem Anliegen: Sie habe die Versicherung wechseln und das Kind privat versichern wollen. Die Frage nach Vorerkrankungen hatte sie verneint, an durchgeführten Therapien die Ergotherapie genannt. Die Versicherung lehnte aber die Aufnahme des Kindes ab, da es ja offensichtlich »behindert« sei, wenn eine solche Therapie erfolgen musste. Die Auseinandersetzung mit der Versicherung gipfelte in dem Ansinnen, ich solle eine gutachterliche Äußerung dahin gehend schreiben, dass die mir aufgenötigte Ergotherapie eigentlich gar nicht notwendig gewesen sei. In einem anderen Fall hatte die Mutter die durchgeführte Ergotherapie verschwiegen mit dem Ergebnis, dass das Kind der Versicherungsschutz entzogen wurde, weil er unter falschen Voraussetzungen abgeschlossen worden sei.

Zweifelsfrei ist es so, dass Kinder motorischen Förderbedarf haben. Das hat viele Gründe und ist eng mit unseren Lebensbedingungen verknüpft. Die Straße als Spiel- und Erlebensraum ist nahezu tabu geworden, die meisten Menschen haben weder Wald noch Wiese hinterm Haus, und diejenigen, welche sie haben, kommen nicht immer auf die Idee, sie zu nutzen, weil das Tagesprogramm so gefüllt ist mit anderen Aktivitäten. Kinder werden im Auto herumgefahren, ihr natürliches Bewegungsbedürfnis wird nicht in die richtigen Bahnen gelenkt. So sind sie körperlich unausgelastet, motorisch unruhig und zappelig. Ein anderer Grund ist der Medienkonsum, der viele Eindrücke ohne die Möglichkeit der körperlichen Abfuhr, also eines Ausdrucks der Gefühle und Erlebnisse gibt. In heutiger Sprache würde man das »Input ohne Output« nennen. So mancher Kinderarzt fragt sich mittlerweile kopfschüttelnd, was denn aus ihm geworden wäre, wenn man ihn als Kind »richtig« behandelt hätte …

Das System beißt sich in den eigenen Schwanz

Wie weit müssen entwicklungsauffällige Kinder medizinische Maßnahmen aus dem Heilmittelkatalog erhalten? Kindergärten und in den letzten Jahren auch zunehmend Schulen schlagen ergotherapeutische Maßnahmen als unspezifische Hilfe für Kinder vor, die unzureichend gefördert und im Sozialverhalten auffällig sind. Es fällt Kinderärzten schwer, in diesen Fällen medizinische Diagnosen zu stellen, wenn auch der pädagogisch-motorische Förderbedarf offensichtlich und unübersehbar ist. In Unkenntnis anderer Fördermöglichkeiten erwächst aus dem Wunsch, diesem Kind konkret helfen zu wollen, dann doch meistens die gewünschte Verschreibung. Auf die Dauer ist das aber sicher der falsche Weg, denn so wird der Medikalisierung der Kinder (siehe unten) Vorschub geleistet und über die eigentlichen psychosozialen Bedingtheiten hinweggesehen. Dadurch ist dieses Thema der Öffentlichkeit entrückt, handelt es sich doch um ein »medizinisches« Problem, für das das Gesundheitswesen zuständig ist. Wir alle sind aber aufgerufen, andere pädagogische Möglichkeiten zu prüfen, deren konkrete Umsetzung dann vor Ort sichergestellt werden muss.

In der Diskussion um die Verschreibung von Ergotherapie, Logopädie und anderen Maßnahmen aus dem sogenannten »Heilmittelkatalog« wird häufig vergessen, dass es Möglichkeiten gibt, Kindern mit Verhaltensauffälligkeiten anders zu helfen als durch medizinische Maßnahmen, die Problematik also zu entmedikalisieren. Dann brauchen sie auch keine Diagnose, keinen Krankheitsnamen. Diese Möglichkeiten sind nicht nur breit aufgestellt und vielfältig, sondern geltendes Recht nach dem Kinder- und Jugendhilfegesetz (KJHG). Damit sind sie einforderbar und gar einklagbar. Das ist zu wenig bekannt, weil es aus verständlichen Gründen nicht hinreichend publik gemacht wird: Wenn viele Eltern dieses einforderten, nähmen sie die sozialen Dienste der Städte und Gemeinden in die Pflicht, die dann weit mehr belastet wären, als sie es ohnehin schon sind. Eigentlich sollte sich Ihr Kinder- und Jugendarzt so weit auskennen, dass er in Zusammenarbeit mit dem zuständigen Jugendamt die Möglichkeiten vor Ort kennt und die Ansprechpartner benennen kann. Das Ideal ist ein regelmäßig stattfindender »runder Tisch« für die Lage der Kinder und Jugendlichen in Stadt und Kreis unter Einbeziehung der Kinder- und Jugendärzte. An manchen Gesundheitsämtern sind solche Arbeitskreise bereits angesiedelt, jedoch fehlt häufig die kinderärztliche Kompetenz. Die Fachleute aus anderen pädagogischen Bereichen kapitulieren meist, wenn es um vermeintliche »medizinische« Diagnosen geht, und verweisen an den Gesundheitsdienst. Dabei ist festzuhalten, dass die Kinder- und Jugendärzte oder die Hausärzte vor der Krippe oder dem Kindergarten die erste und einzige Institution sind, die pädagogische und betreuerische Defizite erkennen kann und damit eine hohe Verantwortung hat, diese auch zu benennen und anzugehen, lange bevor professionelle Einrichtungen von sich aus Zugang zu den betroffenen Familien haben.

Eltern, vor allem aus bildungsferneren Schichten, nutzen häufig die vielfältigen Angebote nicht, weil sie ein aktives Vorgehen, und dazu noch eine Kontaktaufnahme mit dem Jugendamt notwendig machen. Dann ist ihnen eine medizinische Diagnose lieber: Das Kind »hat« dann was. Was »haben« ist besser als was »sein«. Sehr beliebt und missbraucht ist dabei die Diagnose »Wahrnehmungsstörung«. Auch für die Pädagogen sind solche Begrifflichkeiten entlastend, werden sie damit doch aus der Pflicht genommen, weil derartige Diagnosen ja einer richtigen medizinischen Therapie bedürfen. Es ist dem Einfühlungsvermögen des betreuenden Arztes überlassen, den Eltern ohne Vorwürfe erzieherischer Defizite den Weg in eine pädagogische Hilfe zu bahnen.

Wenn eine Mutter allein unangemeldet in die Praxis kommt und an der Anmeldung eine »Überweisung« zur Ergotherapie abholen will (»Der Kindergarten hat gesagt, mein Kind soll Ergotherapie haben …«), wird die Arzthelferin fragen, was denn das zu Behandelnde sei. Möglicherweise wird diese Frage schon unwirsch beantwortet (»Man kann doch ein Rezept oder eine Überweisung einfach so holen, ohne Rechenschaft ablegen zu müssen.«). Natürlich sei es der Mutter lästig, überhaupt so ein Papier abholen zu müssen, aber der Kindergarten habe ja gesagt, es gehe so nicht weiter, das Kind sei untragbar, und nun müsse »etwas« geschehen. Da die Kindergärtnerin möglicherweise kürzlich erst eine Fortbildung besucht hat, bei der eine Ergotherapeutin das Spektrum ihrer Dienstleistung vorstellte, hat diese in Ermangelung anderer Ideen und auch Kenntnisse nach bestem Wissen und Gewissen die Ergotherapie vorgeschlagen. Was wäre nun der richtige Weg?

Der Arzt, der für die Verschreibung verantwortlich ist, ein begrenztes Budget dafür hat und für die Überschreitung des finanziellen Rahmens persönlich zur Kasse gebeten wird, muss nun abwägen, was für ihn das kleinere Übel ist: einfach dem Verschreibungswunsch nachgeben oder Mutter und Kind einbestellen, um sich selbst ein Bild zu machen, mit dem Kindergarten Kontakt aufnehmen, über andere notwendige Maßnahmen nachdenken und so weiter. Wenn die Familie einen Termin bekommt und der Arzt sich das Kind anschaut, wird er aber in der Kürze der Zeit dennoch überfordert sein, eine wirklich profunde Beurteilung des Kindes vorzunehmen, und braucht doch auch Einschätzungen von Dritten, also fremdanamnestische Hinweise. Ideal wäre jetzt eine gemeinsame Sitzung mit der ganzen Familie, auch sonst an der Erziehung Beteiligten sowie der Erzieherin und der Ergotherapeutin, um Therapieziele zu formulieren und eine einheitliche, eindeutige Marschrichtung zu definieren. Ein solcher »runder Tisch« ist nur schwer organisierbar und wird keinem der Teilnehmer vergütet, findet also nur unter besonderen Umständen statt, nämlich dann, wenn er über eine der zahlreichen Frühförder- und Beratungsstellen organisiert werden kann. Dazu muss diese aber im Vorfeld involviert sein.

Soll dann das Kind mit einer Auffälligkeit zunächst der Frühförderstelle vorgestellt werden? Wenn diese personell und von den Kapazitäten her in der Lage ist, sich zeitnah ein Bild der Lebenssituation des Kindes zu verschaffen, wäre das ein guter Weg. Nur sieht es im Alltag so aus, dass lange Wartezeiten bestehen und selbst dann, wenn es möglich ist, recht kurzfristig einen Erstberatungstermin zu bekommen, der zeitliche Rahmen bis zum Beginn der tatsächlichen Förderung viel zu groß ist. Denn so eine Frühförderstelle ist ein schwerfälliger Betrieb: Nach der Anmeldung muss erst einmal festgelegt werden, wer aus dem Team die individuelle Frühförderung durchführt, wer also der Fallverantwortliche ist. Dann erfolgen ein Besuch bei der Familie und eine Beobachtung im Kindergarten. Nun wird umständlich und zeitraubend ein Termin für eine irgendwann in ferner Zukunft stattfindende Entwicklungsdiagnostik ausgemacht. Anschließend, wenn alles gesammelt ist, wird zu dem besagten »runden Tisch« eingeladen, eine Runde, an der häufig zehn und mehr Personen beteiligt sind, oft auch solche, die das Kind und die Familie gar nicht kennen und nur zuständigkeitshalber dabei sind. Und dann wird selten Klartext gesprochen, weil die Familie des Patienten dabei ist. Und in sorgfältigen Umschreibungen, um keinem wehzutun, beschließt man nach eineinhalb Stunden letztlich, dass neben der pädagogischen Beratung eine Ergotherapie nötig ist.

So mancher Arzt wird sich dann fragen, warum er seinen freien Mittwochnachmittag damit verbracht hat, in dieser Runde zu sitzen, um am Ende das zu verordnen aufgebrummt bekommt, was er gleich anfänglich hätte einfach unterschreiben können. Selbst wenn die Runde zu dem Ergebnis gelangt, dass eine Integrationsmaßnahme, also das Zur-Verfügung-Stellen einer eigens für den Patienten zuständigen zusätzlichen pädagogischen Fachkraft, das Richtige und Notwendige sei, wird das zuständige Gesundheitsamt, das die Integrationsmaßnahmen überprüft und genehmigt, auf weitere Therapien – da landen wir wieder bei der Ergotherapie – drängen. Denn ein »I-Kind« ohne Therapien – das ist eben kein Integrationskandidat. So beißt sich das System in den eigenen Schwanz.

Erwünschte und unerwünschte Wirkungen

Die Ergotherapie kommt ursprünglich aus der Rehabilitation psychisch und neurologisch Kranker und dient dazu, Alltagsfähigkeiten, die durch Krankheit verlorengegangen sind, wieder zu erwerben, es ist eine Beschäftigungstherapie. Kinder müssen diverse Alltagsfähigkeiten überhaupt erst erlernen, insofern tut sich hier ein weites Feld auf, dessen Grenzen undefinierbar werden. Durch verschiedene gedankliche Konzepte hat die Ergotherapie heute einen gewaltigen Überbau und eine Verselbstständigung erfahren, und durch Umschulungen von Menschen aus diversen Berufen hat sich die Zahl der Ergotherapeuten vervielfacht. Sie ziehen in Krippen und Kindergärten und bieten ihre Dienste an – der Arzt wird es dann schon verschreiben.

Das Ansinnen, ein Kind doch mal einer Ergotherapeutin vorzustellen, um eine Diagnose und einen Behandlungsplan zu erstellen, scheint auf den ersten Blick ein gangbarer Kompromiss, der dadurch allerdings zum Scheitern verurteilt ist, dass zum einen der Arzt die Diagnose und den Behandlungsplan zu erstellen hat, nicht der Therapeut, zum anderen der Ergotherapeut in der Regel nicht in der Lage ist, in einer oder zwei Therapieeinheiten eine Indikation zu stellen – dazu braucht es mindestens sechs. Vom Arzt aber wird verlangt, in wenigen Minuten eine therapiedefinierende Diagnose zu formulieren. Die ergotherapeutischen Diagnosen haben mit der üblichen Sprache der Mediziner wenig gemein, sie sind in einer eigenen Sprache nach eigenen Gesetzmäßigkeiten aufgestellt und im üblichen ICD-Code nicht zu finden, ebenso wenig die Sprache des ohne jeden kinderärztlichen Sachverstand formulierten »Heilmittelkatalogs«, nach dem die verschiedenen Therapieformen aufgelistet und in ihrem Behandlungsumfang definiert sind. So besteht eine echte Sprachbarriere zwischen Ärzten und Ergotherapeuten.

Ist der Rahmen der Behandlung erschöpft, gibt es drei Möglichkeiten: die Behandlung zu beenden, die Behandlung »außerhalb des Regelfalls« mit besonderer Genehmigung der Krankenkasse weiterzuführen, wobei »Schwere des Störungsbilds« als Begründung meist ausreicht, oder eine dreimonatige Therapiepause einzulegen. Diese letztere Möglichkeit erlaubt dann, den Patienten als »neuen Fall« wieder ganz von vorn zu behandeln.

Die Ergotherapie ist dennoch ein wichtiger und unverzichtbarer Bestandteil zur Alltagsbewältigung vor allem behinderter Kinder. Was angeprangert werden muss, sind die ausufernden Verordnungen, nach denen von allen pädagogischen Seiten gerufen wird, wenn bei einem Kind Sozialisations- und Erziehungsdefizite festgestellt werden, dem Kind geholfen werden soll, die Eltern die Notwendigkeit eigener Anstrengungen nicht sehen und zu keiner Förderung fähig oder willens sind. Dann ist nach meiner Auffassung an die genannten Maßnahmen zur Erziehungshilfe zu denken und nicht nur an Ergotherapie, weil einem sonst nichts einfällt. Immerhin ist Ergotherapie besser, als Pillen aufzuschreiben, und eine konstante menschliche Zuwendung über einen gewissen Zeitraum oft das Einzige, was Kindern bleibt. Wenn ich merke, dass eine engagierte Ergotherapeutin am Werk ist, die einen guten Kontakt zum Kind hat und eine wichtige Bezugsperson darstellt, vielleicht der einzige Mensch überhaupt ist, der sich mit dem Kind beschäftigt, schreibe ich ungeachtet des oben Gesagten mit dem sicheren Gefühl, dem Kind was Gutes zu tun, die Ergotherapie auf – auch außerhalb des Regelfalls.

Ein weiterer Grund, Ergotherapie zu verordnen, ist der, dass Kinder- und Jugendlichenpsychotherapeuten sehr rar gesät und demzufolge Therapieplätze schwer zu bekommen sind. Eine Ergotherapie kann zwar eine Psychotherapie nicht ersetzen, beinhaltet aber doch eine wichtige Aspekte, wie das der Regelmäßigkeit, Zuverlässigkeit, positiven Annahme des Patienten und kann zu allen Wirkfaktoren etwas beitragen: zum Beziehungsaspekt, zum Klärungsaspekt und zum Problembewältigungsaspekt. Nur stellt sich wie bei jeder Therapie auch hier die Frage nach unerwünschten Wirkungen, nach oft nicht kontrollierbaren Nebenwirkungen. Hierüber gibt es gar keine Untersuchungen.

Da alles, was wirkt, auch auf unerwünschte Weise wirken kann, ist die Ergotherapie davon nicht auszunehmen. Ein Aspekt kann das Störungsbewusstsein sein: »Ich bin nicht in Ordnung, ich bin nicht gesund, ich muss behandelt werden.« Ein weiterer ist möglicherweise das Beziehungsangebot auf Zeit, die gekaufte – wenn auch nicht selbst bezahlte – Beziehung, die dann zu Ende geht, möglicherweise ein Glied in der Kette mannigfaltiger Beziehungsabbrüche, die das Kind bereits erleben musste und die es letztlich bindungsunfähig machen kann. Auch in der Ergotherapie kann ein Kind mit völlig falschen und unzutreffenden Vorstellungen falsch behandelt werden. Es ist an der Zeit, hierzu sorgfältige Nachuntersuchungen anzustellen – denn mit Recht steht heute jede Therapie auf dem Prüfstein der beweisgestützten Medizin.

Vom Spracherwerb zur Logopädie

Dem Erwerb der Sprachkompetenz wird glücklicherweise ein hoher Stellenwert beigemessen, seitdem nachgewiesen wurde, in welchem Maße Schul- und Berufserfolg von der Fähigkeit differenzierten sprachlichen Ausdrucks abhängen. So ist eine frühe Sprachförderung von großer Bedeutung und darf nicht dem Fernsehen oder quäkenden Computerstimmen überlassen werden.

Der wichtigste Bestandteil des Spracherwerbs: Das Sprachvorbild

Nun ist in den letzten Jahren zwar dem frühen Hören durch das flächendeckende Hörscreening bei Neugeborenen erhöhte Aufmerksamkeit zuteilgeworden, was aber bei der Gelegenheit versäumt wurde, ist, gleichzeitig auf die Bedeutung früher Sprachvorbilder hinzuweisen. Dabei hätte man es so gut an das Hörscreening ankoppeln können, das den Eltern mit der Begründung nahegebracht wird, dass ein Kind, welches nicht hören kann, auch nicht sprechen lernt. Dass aber ein Kind, das kein Sprachvorbild hat, auch nicht sprechen lernt, wurde dabei bislang nicht vermittelt. Schon seit vielen Jahren mache ich auf die Bedeutung einer Kopplung dieser beiden Komponenten aufmerksam. Es wäre meines Erachtens einfach, in der Vermittlung der allgemein recht gut akzeptierten Notwendigkeit eines Hörscreenings bei Neugeborenen in einem Atemzug auf die Notwendigkeit einer frühestmöglichen sprachlichen Kommunikation mit dem Kind hinzuweisen – denn so selbstverständlich, wie es hier scheint, ist es nicht. Ich erlebe immer wieder, dass Eltern ihre Neugeborenen und jungen Säuglinge stumm fertigmachen, wickeln, füttern, hinlegen – sie meinen, ihr Kind versteht Sprache ja ohnehin nicht. Ich halte es für enorm wichtig und kommunikationsfördernd, dem Kind vom ersten Tag an zu erklären, was gemacht wird, warum es gemacht wird, über Gott und die Welt zu sprechen, von Sonne, Mond und Sternen zu erzählen. Man sollte meinen, dass Eltern das instinktiv so machen – die Wirklichkeit lehrt mich etwas anderes.

Warum das Hörscreening nicht an ein frühes Sprachförderungsprogramm angekoppelt wurde, scheint mir leider sehr klar: Die Medizin bietet üblicherweise Diagnostik nur und erst dann an, wenn es wirksame Therapien gibt. Erst seitdem es das elektronische Ohr gibt, die künstliche Schnecke – »Cochlea-Implantat (CI)« genannt –, und die entsprechende Industrie nach möglichst vielen potenziellen Empfängern dieser Technologie sucht, wurden die Neugeborenen als Kunden entdeckt. Vorher hat das nicht sehr interessiert, obwohl die Technik dazu nicht besonders neu ist.

Das Hörscreening hat meines Erachtens mehrere gravierende Nachteile: Zum einen wird die ohnehin schwierige Neugeborenenzeit überfrachtet mit technischen Untersuchungen, die wichtiger scheinen als die Hauptaufgabe der Neugeborenenzeit, nämlich das Sichkennenlernen und das Beziehungaufnehmen – Weichen, die für das Leben gestellt werden. Zweitens sind kontrollbedürftige Befunde nicht gerade selten und verunsichern die jungen Eltern, selbst wenn bei der Nachuntersuchung alles in Ordnung ist. Drittens achten Eltern weniger auf Zeichen des Hörens des Kindes und kommunizieren möglicherweise weniger, und schließlich werden erworbene Hörstörungen durch ein Neugeborenen-Screening nicht ausgeschlossen – sei es als Folge von in der Neugeborenenzeit gegebenen Medikamenten oder bedingt durch Mittelohrergüsse, wie sie bei fortdauernder Störung der Belüftung des Mittelohrs durch Verlegung der Eustachischen Röhre auftreten, etwa bei adenoiden Vegetationen (siehe Seite 173). Insofern besteht aller

Grund, auch nach der Neugeborenenzeit auf das Hören des Kindes zu achten.

Die Politik hat nun auch die Bedeutung der frühen Sprachförderung entdeckt und entsprechende Programme aufgelegt, wie das Sprachstandserfassungsprogramm im vierten Lebensjahr. Nach den Leitlinien des Gemeinsamen Bundesausschusses der Ärzte und Krankenkassen (BA) soll ein sprachgesundes Kind bis zum vierten Geburtstag gelernt haben, sich in korrekten, grammatisch geordneten Strukturen in gut verstehbarer, altersgemäßer Aussprache sowie mit einem altersentsprechenden Wortschatz auszudrücken und situationsangemessen zu kommunizieren. Was ist nun »altersgemäß«? Die Sprachentwicklung hängt von genetischen und äußeren Faktoren ab und zeichnet sich durch eine hohe Variabilität aus. Sprachentwicklungsstörungen sind definiert als sozial relevante zeitliche und inhaltliche Abweichung von der für das Alter und den Entwicklungsstand typischen Sprachentwicklung. Diese verläuft nicht bei allen Kindern in Struktur und Tempo gleichförmig. Umschriebene Entwicklungsstörungen der Sprache werden heute bei mindestens 5 bis 10 Prozent aller Kinder im Vorschulalter diagnostiziert.

Die bei etwa einem Fünftel der Kinder festzustellende reine Sprachentwicklungsverzögerung ist in vielen Fällen keine wirkliche Störung. Die heute *late talker* genannten Spätsprecher, die mit zwei Jahren weniger als fünfzig Wörter und nur Ein-Wort-Sätze sprechen, holen diese Defizite meist bis zum dritten Lebensjahr auf, allerdings hat die Hälfte von ihnen dann doch auch eine Sprachentwicklungsstörung.

Wie kommt es zu Sprachentwicklungsstörungen?

Neben den wichtigen genetischen Faktoren spielen die schon genannte mangelnde Anregung und fehlerhafte Sprachvorbilder sowie eine manifeste oder latente Vernachlässigung mit Deprivation eine Rolle. Vor der Diagnosestellung sollten Hörstörungen, Retardierungen und Intelligenzminderungen, aber vor allem tiefgreifende Entwicklungsstörungen als Oberbegriff für Erkrankungen aus dem Autismus-Formenkreis ausgeschlossen werden.

Mehrsprachigkeit ist an sich kein Grund für eine Sprachentwicklungsstörung. Gesunde Kinder können mehrere Sprachen gleichzeitig lernen, entweder simultan oder nacheinander, was »sukzessiver Spracherwerb« genannt wird. Nicht selten treten Mischformen oder Besonderheiten auf, wie etwa in einer Sprache nicht reden zu wollen. Diese sogenannten »soziogenen« Sprachauffälligkeiten müssen von Sprachentwicklungs- und anderen Kommunikationsstörungen unterschieden werden.

Das an sich gut und richtig gemeinte Sprachstanderfassungsprogramm hat nun zu einer enormen Ausweitung der Verordnungen von Logopädie geführt. Dabei profitieren wiederum die Falschen von dem gestiegenen Bewusstsein für die Bedeutung der Sprachentwicklung. Besorgte Eltern dreijähriger sprachkompetenter Kinder, die noch »Tinderdarten« statt »Kindergarten« und »Tuchentrümel« statt »Kuchenkrümel« sagen oder ein noch alterstypisches Stammeln aufweisen, vor allem im Zusammenhang mit einer gesteigerten Erwartung an eine korrekte Artikulation, werden mit viel Nachdruck in die Therapie gesteckt, auch wenn nach den Leitlinien die Behandlung von reinen Ausspracheproblemen, etwa wie in dem genannten Fall für »g« und »k«, erst ab fünf Jahren die Indikation für eine Logopädie gesehen wird. Eine sehr viel wichtigere *pädagogische* Sprachförderung kommt, wenn überhaupt, nur sehr schleppend in die Gänge. Selbst wenn die Notwendigkeiten einer solchen pädagogischen Sprachförderung in der Praxis festgestellt wird, endet es mangels Durchführbarkeit häufig stattdessen mit einer Logopädie-Verordnung – und wenn erst über den Umweg einer Mitbeurteilung durch den Hals-Nasen-Ohren-Arzt.

Die möglichen Nebenwirkungen auf dem Weg dahin sind zahlreich: So wird der HNO-Arzt beim leisesten Verdacht auf eine Hörstörung die Adenotomie und gegebenenfalls die Einlage von Paukenröhrchen empfehlen, um von dieser Seite her erst einmal »klare Verhältnisse« zu schaffen. Ein drei oder vier Jahre altes Kind, das mit offenem Mund, nasaler Sprache und nächtlichem Schnarchen ins Sprechzimmer der HNO-Praxis kommt, hat zum Erstaunen der Mutter schon einen Operationstermin, bevor es sich überhaupt hingesetzt hat. Wie oft muss nach ein bis zwei Jahren nach der Adenotomie eine Entfernung der Gaumenmandel erfolgen? Wie oft müssen Paukenröhrchen neu gelegt werden, weil sie herausgefallen sind? Was bedeuten sie für den Alltag des Kindes? Langzeitstudien sehen gar keinen Wert dieses bei uns so häufig geübten Eingriffs.

Durch die zunehmende Akademisierung der pädagogischen Mitarbeiter der Kindergärten, durch die Ernennung von Sprachheilbeauftragten und durch das fleißige Klappern der Lobbyisten wird der Kinderarzt in seiner Kompetenz in der Beurteilung der Gesamtentwicklung des Kindes ins Abseits gedrängt; die Sprachentwicklungsprobleme gehen direkt zum Pädaudiologen, dem dazu spezialisierten HNO-Arzt, die Entwicklungsdiagnostik an die Frühförderstellen, Verhaltensauffälligkeiten an die Kinder- und Jugendpsychiater – die meist keinerlei kinderärztliche Ausbildung haben. Der Blick für das ganze Kind in seinem biopsychosozialen Zusammenhang geht bei all diesen Mosaiksteinen, die niemand mehr zusammenfügen kann, verloren. Zum Kinderarzt kommt das Kind dann vielleicht erst mit dem Operationstermin zur Voruntersuchung vor einem geplanten Eingriff.

Die Medikalisierung der Pädagogik

Die genannten Ansätze sind Beispiele für die Medikalisierung der Pädagogik, die in erschreckendem Maße um sich greift. Kinder werden aus den Einrichtungen zu den diversen Ärzten geschickt, am besten gleich zu »Spezialisten«, oder in Frühfördereinrichtungen, die ihren ursprünglich pädagogischen Auftrag immer mehr verlieren und zu therapeutischen Zentren werden.

Noch heute aktuell und wichtig scheint mir das folgende kurze Zitat des französischen Literaten Ernest Legouvé (1807–1903). Die Frage, was denn Erziehung sei, beantwortete er mit »l'art d'apprendre à un enfant à se passer de nous«,[22] frei übersetzt: Erziehung sei »die Kunst, ein Kind zu lehren, ohne uns auszukommen«. Dieser Satz sollte Richtschnur für pädagogische Fachkräfte sein. Er lässt sich auch für Ärzte übernehmen und dann etwa wie folgt formulieren: »Wirkliche ärztliche Kunst muss darin bestehen, die Patienten zu befähigen, dass sie ohne Ärzte auskommen.«

Wichtige Krankheiten und Beschwerden

Allergie – ist das schlimm?

Der Name sagt schon alles: Er kommt aus dem Griechischen und bedeutet so viel wie eine »andere Reaktion« (von den Wörtern *állos* für »anderer« und *érgon* für »Tätigkeit«, eigentlich »Fremdeinwirkung«). Man versteht darunter eine Fehlreaktion des Immunsystems auf sonst harmlose Substanzen, die man dann als »Allergene« bezeichnet. Diese kommen in der Regel aus der Umwelt, das Immunsystem kann aber auch gegen körpereigene Bestandteile (Antigene) reagieren. Wenn sich das Abwehrsystem dann gegen den eigenen Organismus richtet, was normalerweise durch eine Immuntoleranz verhindert wird, entstehen die heute stark zunehmend verbreiteten sogenannten Autoimmunerkrankungen (siehe Seite 230).

Eine Allergie wird durch Substanzen ausgelöst, die vom Immunsystem als fremd erkannt werden. Die Andersartigkeit der allergischen Reaktion besteht darin, dass harmlose Eiweißbausteine (Zucker ist nicht allergen) zu allergieauslösenden Allergenen werden, nachdem eine Sensibilisierung vorausgegangen ist. Es ist also ein vorheriger Erstkontakt nötig. Daher entwickeln sich Allergien erst, sie sind nicht von vornherein da. Aus diesem Grund gibt es auch bei Neugeborenen und jungen Säuglingen keine Allergie, selbst wenn dies oft von Eltern vermutet wird. Es sind dann eher direkte, aber keine allergischen Reaktionen auf Fremdstoffe.

Es gibt auch andere erworbene oder schon angeborene Unverträglichkeiten (Intoleranzen). Das wird häufig verwechselt und geht im Alltag oft sehr durcheinander. So ist eine Laktoseintoleranz, die Unverträglichkeit von Milchzucker, keine Allergie, sondern eben eine Unverträglichkeit und hat mit einer Kuhmilchallergie, einer Allergie gegen Kuhmilcheiweiße, überhaupt nichts zu tun. Wie gesagt ist ein Kennzeichen der Allergie die Unvorhersehbarkeit, das »Anders-Reagieren«. Dies erklärt auch, warum allergische Symptome so schlecht vorhersehbar sind.

Geprägt wurde der Begriff »Allergie« im Jahr 1906 von dem Wiener Professor für Kinderheilkunde Clemens von Pirquet (1874–1929). Insofern ist er eng verknüpft mit der Pädiatrie. Von Pirquet entdeckte, dass das Abwehrsystem nicht nur schützen, sondern auch überreagieren kann, und definierte Allergie als veränderte Fähigkeit des Körpers, auf eine fremde Substanz anzusprechen. Dieser Definition ist auch heute nicht viel hinzuzufügen. Allergie ist mittlerweile geradezu eine Modeerkrankung geworden: Alles ist Allergie, und kaum jemand scheint davor gefeit zu sein.

Wissenschaftler haben sich viele Gedanken darüber gemacht, warum die Allergien so auf dem Vormarsch sind. Eine schlüssige Erklärung gibt es bislang nicht, wohl aber zahlreiche Hypothesen. Dass Allergien mit unserem Lebensstil zusammenhängen, ist offensichtlich und in vielen Untersuchungen belegt. Stark vereinfacht kann man sagen, dass unser Immunsystem heute zu wenig zu tun hat, deswegen auf »dumme Gedanken« kommt und sich gegen Substanzen richtet, die der Körper eigentlich kennen und tolerieren müsste. Diese Unterforderung in der Kindheit wird, so nimmt man an, durch zu viel Sauberkeit und übertriebene Hygiene verursacht. Der Kontakt mit Erregern, auch mit Würmern und anderen Parasiten, lenkt das Immunsystem in die »richtige« Richtung.

Diese Hypothese wird durch die Tatsache untermauert, dass Kinder, die in der Landwirtschaft aufwachsen, wesentlich weniger allergische Symptome entwickeln als Stadtkinder (»Kuhstallhypothese«). Eine Haustierhaltung scheint eher vor Allergien zu schützen, als diese auszulösen. Wenn Frauen während der Schwangerschaft Kontakt zu Tieren, Getreide oder Heu hatten, scheinen deren Kinder im späteren Leben weniger an allergischen Atemwegs- und Hauterkrankungen zu leiden.

Allergie und Umwelt

Umwelteinflüsse, insbesondere die Luftverschmutzung, spielen sicher auch eine Rolle. Feinstaubpartikel, etwa Dieselruß, können potenzielle Antigene in tiefere Lungenabschnitte gelangen lassen. Auch Stickstoffoxid (NO_2) kann ein allergisches Potenzial verstärken. Auf der anderen Seite kamen Allergien in hoch belasteten Gegenden, etwa im Bereich Bitterfeld in der ehemaligen DDR, seltener vor als in Westdeutschland und gleichen sich erst seit der Wende an. Impfungen und andere medizinische Maßnahmen werden gern als Ursache für die Zunahme von Allergien genannt. Es konnte aber wiederum am Beispiel der DDR mit einer fast hundertprozentigen Durchimpfungsrate gezeigt werden, dass hier Allergien deutlich seltener waren. Lebendimpfungen scheinen eher vor Allergien zu schützen, die Rolle von Totimpfstoffen mit ihren Adjuvantien und Zusatzstoffen ist weniger eindeutig. Dass eine Veränderung der bakteriellen Besiedlung, des Mikrobioms, durch Antibiotika und Ernährung eine Rolle spielt, erscheint gut möglich.

Ganz eindeutig besteht ein erhöhtes Allergierisiko bei Kindern, deren Eltern schon allergisch veranlagt sind. Dabei gibt es aber kein definiertes Allergie-Gen, sondern es spielen mehrere genetische Faktoren eine Rolle, die dann auch die *Art* der Allergie bedingen, also mehr Hautsymptome oder mehr Asthma.

Nehmen Allergien zu oder ist das nur eine Wahrnehmung?
Allergische Symptome treten nicht immer mit der gleichen Ausprägung und Heftigkeit auf. Neben der unterschiedlichen Allergenexposition scheinen psychische Faktoren die gefühlte und tatsächliche Ausprägung einer Allergie zu beeinflussen. Wenn auch Stress allgemein wohl nicht die Ursache einer Allergie ist, kann er auf jeden Fall aber beeinflussen, wie sie wahrgenommen wird und welche Bedeutung sie bekommt. Überhaupt ist die Frage zu stellen, ob nicht die verschärfte Wahrnehmung oder Deutung allergischer Symptome die beunruhigende Zunahme erklärt.

Vorbeugung und Tests
Man hat früher geglaubt, dass die Vermeidung von möglichen Allergenen die beste Vorbeugung gegen eine Allergie ist. Erstens aber ist eine Vermeidung sämtlicher potenzieller Allergene nicht möglich, zweitens hat sich gezeigt, dass ein früher Kontakt mit Allergenen eher vor einer Sensibilisierung schützt, etwa bei Gluten, aber auch bei der Erdnuss. Darüber hinaus ist man heute der Ansicht, dass man statt einer vollständigen Vermeidung die Belastung eher nur verringern sollte, etwa von Milcheiweiß.

Häufig kommen Eltern mit ihrem Kind in die Praxis und verlangen einen »Allergietest«. Es gibt drei Formen eines Allergietests: den Nachweis einer Sensibilisierung im Blut, den Hauttest (zum Beispiel Prick- oder Epicutantest) und den Provokationstest. Entgegen den hohen Erwartungen, die an diese Tests gestellt werden, können sie nur wenig über tatsächliche Beschwerden und die Ausprägung von Symptomen aussagen. Durch den Haut- und den Bluttest wird lediglich die Sensibilisierung gegen eine bestimmte Substanz nachgewiesen, aber ein positiver Allergietest allein ist noch kein Beweis für eine tatsächlich vorhandene Allergie. So kann die Diagnose »Allergie« nur in Zusammenschau mit der Vorgeschichte, dem geschilderten Beschwerdebild und dann eventuell untermauert mit den Untersuchungsergebnissen korrekt gestellt werden.

Beim Hauttest werden die vermuteten Allergene mit der Haut in Kontakt gebracht, zum Beispiel durch Einstechen, Einspritzen oder Einreiben. Mit einem Bluttest können die spezifischen allergischen (IgE-)Antikörper gemessen werden, entweder in ihrer Gesamtheit als Gesamt-IgE oder spezifisch auf die einzelnen Antigene. Die früher in sogenannte RAST-Klassen (Radio-Allergo-Sorbent-Test), heute CAP-Klassen (Carrier-Polymer-System), eingeteilten Ergebnisse der spezifischen IgE-Konzentrationen belegen zwar die Sensibilisierungen, erlauben aber nur in Grenzen die Einschätzung der Art und Schwere der Symptome. Es gibt eine riesige Menge von möglichen Antigenen, und so mag es vorkommen, dass allergenspezifische IgE-Antikörper trotz Sensibilisierung nicht nachgewiesen werden können. So viel Blut hat ein Kind gar nicht, wie man für die Messung aller erdenklichen Antikörper bräuchte!

Daher ist ein Provokationstest der letztendlich beste Beweis für eine Unverträglichkeit. Hier wird das vermutete Allergen dem Patienten so zugeführt, wie es im Alltag passiert: zum Beispiel durch einen Bienen- oder Wespenstich oder die Mahlzeit einer verdächtigen Substanz, etwa von Erdnüssen. Ein Provokationstest kann eine Unverträglichkeit beweisen, aber nicht, ob es sich dabei um eine Allergie handelt. Der Hauptvorteil von Provokationstests ist der direkte Nachweis der Beschwerden, nicht nur der einer möglichen Sensibilisierung. Weil bei Provokationstests heftige Reaktionen bis zum allergischen Schock auftreten können, werden diese in der Regel in der Klinik oder von einem erfahrenen allergologischen Team vorgenommen, um im Notfall die erforderlichen Maßnahmen zu treffen. Provokationen können über eine Injektion, über die Nasenschleimhaut, die Lunge oder über die Nahrungsaufnahme durchgeführt werden. Gemessen an der Aussagekraft und der Konsequenz, werden sie viel zu selten vorgenommen, da sie, wie etwa ein Wespenstich, doch als sehr unangenehm empfunden werden und einen hohen organisatorischen Aufwand bedingen.

Therapie von Allergien

Die Behandlung einer Allergie kann einfach und sehr schwierig sein. Die allergische Veranlagung an sich ist gar nicht zu behandeln. Wenn eine Allergenvermeidung weitgehend möglich ist, etwa bei bestimmten Nahrungsmitteln oder einer Katzenhaarallergie, ist das die beste Therapie. Bei einer Hausstaubmilben-Allergie kann versucht werden, die Allergene durch reduzierende Maßnahmen wie Bekämpfung der Milben oder Abschottung durch milbendichte Bezüge einzugrenzen.

Antiallergische Medikamente bewirken keine Heilung von der Allergie, sie sind lediglich als Linderungs-, nicht als Heilmittel zu verstehen. Daher ist nicht so richtig nachzuvollziehen, warum nach Meinung der Fachgesellschaften eine Allergie möglichst früh und möglichst konsequent medikamentös behandelt werden soll, um eine Verschlimmerung und einen sogenannten »Etagenwechsel« zu vermeiden. Dazu sind diese Mittel nicht in der Lage.

Glucocorticoide: Cortisonpräparate

Die wirksamsten antiallergischen Medikamente sind die Cortisonpräparate. Sie werden wegen ihres Nebenwirkungsspektrums nicht gern systemisch eingesetzt, sind aber in der Lokalbehandlung sowohl der Haut wie auch der Schleimhäute, etwa in Form von Nasen- oder Asthmasprays, außerordentlich weit verbreitet und gelten heute als Grundbaustein der Behandlung. Im Notfall sind sie unverzichtbar. Eine unkritische Dauertherapie, auch wenn sie nur lokal angewandt wird, ist wie erwähnt aber nicht unbedenklich und bei der Haut schon lange verlassen worden. Dagegen ist sie bei den Schleimhäuten, insbesondere beim Asthma, als inhalative Corticosteroide (ICS) zur Zeit über Jahre üblich. Dabei haben Studien schon lange gezeigt, dass eine bedarfsorientierte Schubbehandlung, also nur die Anwendung im akuten Fall über einen mehr oder weniger langen Zeitraum, genauso gute Resultate bei wesentlich geringerem Cortisonverbrauch liefern kann. In der Praxis erlebe ich aber, dass diese Präparate von den entsprechenden Spezialeinrichtungen, seien es Hochschulambulanzen, Kinderallergologen oder -pneumologen, halbjahresweise weiterverordnet werden.

Andere antiallergische Medikamente

Antihistaminika, etwa Fenistil oder Cetirizin, werden mit wechselndem Erfolg ebenfalls jahrelang eingesetzt. Sie wirken nicht bei allergischem Asthma. Sogenannte Mastzellenstabilisatoren wie das jahrelang verwendete DNCG (Cromoglycinsäure) sind gänzlich aus der Mode gekommen, ebenso wie das früher häufig bei Asthma eingesetzte Theophyllin. Hier sind die Bronchialerweiterer wie Salbutamol immer noch Mittel der Wahl. Sie wirken wie abschwellende Nasentropfen, nur eben auf die Bronchien, also akut und kurzfristig, aber nicht nachhaltig, sodass sie alle sechs Stunden gegeben werden müssen.

Es gibt neben Kreislaufwirkungen auch Gewöhnungseffekte. Die neueren Leukotrienrezeptor-Antagonisten, wie etwa Montelukast, haben die an sie gestellten Hoffnungen nicht erfüllt.

Maßnahmen beim allergischen (anaphylaktischen) Schock

Schwere akute Fälle mit allergischem Schock sind lebensgefährlich und erfordern Selbsthilfe- oder gar ärztliche Notfallmaßnahmen. Hier stehen die kreislaufstabilisierenden Maßnahmen (Adrenalin) im Vordergrund, hoch dosiertes Cortison sowie injizierbare Antiallergika. Daher werden Menschen mit vorhersehbaren schweren Allergien (gegen Erdnüsse oder Insektenstiche) mit einem Notfallset ausgestattet, das sie stets mitführen sollen. Eine solche Notapotheke enthält eine auch von Laien handhabbare Adrenalinspritze (Autoinjektor-Adrenalin-Pen), ein Cortisonpräparat und Antihistaminika. Nicht nur für Kinder ist es beschwerlich, ein solches Notfallset ständig »am Mann« zu haben, und es wird auch aus Kostengründen vielfach nicht möglich sein, mehrere solcher Sets an verschiedenen Stellen zu deponieren – im Ernstfall sind sie doch nicht verfügbar. Daher muss man sich vorher überlegen, ob ein solches, heute sehr viel verordnetes Vorgehen wirklich indiziert ist – meistens nämlich nicht. Ich gebe gern eine hochwirksame Cortisontablette (Dexamethason) fürs Portemonnaie mit – sie ist lange haltbar und beansprucht keinen Platz, ist preiswert und am ehesten immer dabei, aber natürlich kein Ersatz für einen Adrenalin-Pen.

Desensibilisierung

Eine Desensibilisierung (spezifische Immuntherapie oder SIT) ist eine Behandlung, bei der versucht wird, durch regelmäßige Zufuhr eines Allergens in ansteigenden Dosierungen über einen längeren Zeitraum die »falsche« IgE-vermittelte Immunantwort in die »richtige« zu überführen. Das Allergen kann als subkutane Immuntherapie (SCIT) injiziert oder über die Unterzungenschleimhaut als sublinguale Immuntherapie (SLIT) oral gegeben werden. Da diese Therapie über Jahre geht, ist eine entsprechende Patientenbindung notwendig. Eine Desensibilisierung ist möglich, wenn es sich um eines oder wenige genau definierte Allergene handelt, die nicht vermieden werden können, etwa bei einer Insektengiftallergie. Bei der sehr viel häufigeren Sensibilisierung gegen ganz verschiedene Allergene ist sie weniger wirksam, zumal das Wesen der Allergie die Unvorhersehbarkeit, der Wandel ist.

Jedenfalls beschert eine Desensibilisierung dem behandelnden Arzt und den Herstellern der sehr teuren Antigenpräparate über Jahre eine zuverlässige Kundschaft. Andere, alternative Möglichkeiten der Desensibilisierung etwa bei Heuschnupfen bestehen darin, heimischen Honig zu essen, der die üblichen Pollen enthält und so ebenfalls zu einer oralen Desensibilisierung führt, ebenso wie die geringe Zufuhr potenzieller Antigene, beispielsweise Milcheiweiß. Eine vollständige Allergenvermeidung wird daher heute gar nicht mehr empfohlen.

Prognose

Viele Allergien bilden sich im Lauf der Jahre von selbst zurück, möglicherweise durch natürliche Desensibilisierung. In Langzeitstudien zeigte sich, dass mit und ohne Behandlung etwa ein Drittel der Allergien verschwinden, ein weiteres Drittel sich bessern und ein Drittel unverändert bleibt. Allerdings können immer wieder neue Allergien auftreten – das ist das Wesen dieser Veranlagung, »anders« zu reagieren. Lebensgeschichtliche Einschnitte wie die Pubertät oder eine Schwangerschaft verändern oft eine allergische Veranlagung sehr eindrücklich. Hier sind noch viele Fragen offen. Besonders bei Kindern unterliegen Allergien oft einem raschen Wandel. Eine Kuhmilch- oder Eiallergie im Säuglingsalter verschwindet meistens bis zum fünften Lebensjahr, eine Erdnussallergie bleibt dagegen häufig bestehen.

Der Einfluss der Psyche auf die Ausprägung und Wahrnehmung einer tatsächlichen oder vermuteten Allergie ist ganz beträchtlich und sogar im Experiment nachzuweisen. So fielen in einer japanischen Studie Allergie-Hautteste unterschiedlich aus, je nachdem, mit welcher Musikuntermalung sie durchgeführt wurden. Daher ist im Umgang mit Allergien dieser Einfluss zu berücksichtigen: Ein junges Mädchen mit einer Wespengiftallergie kann schon beim Anblick einer Wespe ohnmächtig werden, mit einem allergischen Schock hat das dann gar nichts zu tun.

Bindehautentzündung – ist das schlimm?

In der Praxis werden fast täglich Kinder wegen einer »ansteckenden Bindehautentzündung« vorgestellt: Die Kita oder der Kindergarten schickt das Kind, es darf die Einrichtung nicht besuchen, bis der Arzt eine »ansteckende Bindehautentzündung« ausgeschlossen oder bestätigt hat. Wie soll er das machen?

Eine Bindehautreizung ist selten eine bakterielle Entzündung

Die Bindehaut ist die Schleimhaut des Auges, mit der der Augapfel unter Aussparung der Linse bedeckt ist und die auch die Lider von innen auskleidet. Sie dient mit einer feinen Schleimbildung zusammen mit der Tränenflüssigkeit der Funktion eines reibungslosen, schmerzlosen Gleitens der Lider über das Auge. Jede Form einer Reizung führt über eine Durchblutungsförderung zur Rötung, zur Schleimhautschwellung und Schleimbildung – zum Schutz des Auges. Die Schleimbildung kann sehr stark sein und sammelt sich im inneren Augenwinkel an, wo die Tränenwege abgehen. Der gelblich dicke Tropfen wird dann oft fälschlicherweise als Eiter angesehen.

Das Auge kann aus vielerlei Gründen gereizt sein: von der Müdigkeit, dem Chlorwasser des Schwimmbads, durch Staub oder giftige Gase, Fremdkörper, eine Allergie oder eine Infektion. Das Ergebnis: Ein rotes, tränendes, schleimbildendes Auge sieht immer ähnlich aus; und daher ist die Frage, was dahintersteckt, oft nicht leicht zu klären.

Wenn ein äußerer Grund für die Bindehautreizung ausgeschlossen ist, lässt sich die Frage, ob eine ansteckende Bindehautentzündung vorliegt, in den allermeisten Fällen nur mit »Jein« beantworten: Es ist eine Bindehautentzündung (Konjunktivitis), sie ist auch ansteckend, aber es handelt sich trotzdem nicht um eine ansteckende Bindehautentzündung im engeren Sinne, also eine durch bestimmte Bakterien oder Viren verursachte, hochansteckende Bindehautentzündung. Eine solche ist relativ selten und auch nicht schlimm, nur lästig, und geht – das ist der wichtige Unterschied – mit keinen sonstigen Allgemeinsymptomen einher.

Was ist zu tun?

In aller Regel ist das, was in den Kindergärten als »ansteckende Bindehautentzündung« bezeichnet wird, entweder eine Reizung des Auges bei einem frischen, beginnenden Infekt oder eine Verschleimung der Augen, die ist genauso anzusehen wie eine »Rotznase« oder ein »Rotzohr«, eine katarrhalische Ohrenentzündung. Diese ist viel unangenehmer als die katarrhalische Konjunktivitis, weil ja das Sekret nicht abfließen und eine eitrige Mittelohrentzündung entstehen kann (siehe Seite 168). Nur sieht man die Ohrenentzündung nicht, und deswegen werden die Kinder damit auch nicht so oft zum Arzt geschickt. Ein rotes Auge, eine Bindehautentzündung oder ein »Rotzauge« aber – das scheint was ganz Schlimmes zu sein. Und wenn es nicht die Erzieher sind, so sind es andere Eltern, die sich darüber aufregen, dass ein Kind mit so »vereiterten Augen« in die Einrichtung kommt.

Was ist zu tun? Obwohl die eindeutige Lehrmeinung klar besagt, dass antibiotische Augentropfen hier nichts zu suchen haben, werden sie in der Regel dennoch verordnet. Denn das Kind muss ja in die Krippe, und die Kindergärtnerinnen lassen das sonst nicht zu. Ob die Tropfen überhaupt angewendet werden können, steht auf einem anderen Blatt. Denn Kinder lassen sich gar keine Tropfen in den Bindehautsack geben, sie kneifen die Augen zu.

Man wird vorhalten können, dass es, wenn es auch meistens nichts nützt, es doch wenigstens nicht schadet, antibiotische Augentropfen zu geben, wenn damit alle zufriedengestellt sind. Neben den Problemen der Anwendung, den möglichen spezifischen Nebenwirkungen wie Hornhautschäden und der Resistenzzüchtung ist aber denkbar, dass über die Bindehaut eine Sensibilisierung, eine Allergisierung gegen den antibiotischen Wirkstoff eintritt, die bei einer späteren, vielleicht wirklich notwendigen Anwendung zu einer allergischen Reaktion führen kann.

Die beste Behandlung besteht somit darin, die Augen außen und das ganze Gesicht mit einem Waschlappen und reichlich warmem Wasser zu waschen. Allenfalls kann man mit sterilen Augentropfen den Bindehautsack etwas ausspülen. Am besten wäre, das Kind so lange daheim zu lassen, bis der Infekt auskuriert ist. Eine Großmutter, Kinderfrau oder Tagesmutter kann mit einem sonst gesunden Kind mit »Rotzauge« umgehen.

Ein politisches Problem

Bescheinigen, dass ein Kind mit »Rotzauge« frei von sichtbar ansteckenden Krankheiten sei, können wir nun mal leider nicht, aber wir geben uns einer Illusion hin, das Problem mit antibiotischen Augentropfen lösen zu wollen. Damit wird das Kind dann präpariert und für krippenfähig erklärt, denn sonst bleibt nur der tägliche Kompromiss: Mama oder Papa müssen zu Hause bleiben. Die Schöpfer der 800 000 Krippenplätze haben die Millionen von zusätzlichen Arztbesuchen ebenso wenig bedacht wie die zwei-, dreimal höheren Fehlzeiten, die bei allen Beteiligten Stress aufkommen lassen. Da die Väter meist die Besserverdienenden sind, bleiben in der Regel die Mütter daheim. Dann braucht das Kind plötzlich doch seine Mutter. Es ist ein Jammer, mit anzusehen, wie die ohnehin so kurze Kleinkindzeit heute in vielen jungen Familien in Dauerstress ausartet.

Das Neugeborene mit »Bindehautentzündung«
Eine Sonderform eines verklebten, verschleimten Auges ist die Tränenwegsverengung des Neugeborenen. Bis zur Geburt hält das Fruchtwasser die Augen feucht, und die Tränenflüssigkeit fließt ins Fruchtwasser. Nach der Geburt entwickelt sich die Funktion der Bindehaut erst, und die Tränenwege müssen sich kanalisieren. Das führt zur Schleimbildung, Lidschwellung und verklebten Augen mit dicken Schleimtropfen im inneren Augenwinkel.

Auch hier handelt es sich nicht um eine eitrige Bindehautentzündung, sondern um die Folge einer Tränenwegsverengung, die sich aber »auswächst«. Es kann sehr lange dauern, oft Monate, bis sich diese harmlose Art von »Rotzauge« bessert. Ich rate dringend davon ab, im ersten Lebensjahr die Tränenwege sondieren, also auf ihre Durchgängigkeit prüfen zu lassen. Das geht nur bei einer Narkoseuntersuchung und richtet oft mehr Schaden an, als dass es Nutzen stiftet. Denn wirkliche Fehlbildungen der Tränenwege sind sehr selten. Durch Massage des Tränen-Nasen-Gangs seitlich an der Nasenwurzel lässt sich die Durchgängigkeit fördern, ansonsten reicht es, das Auge mit Muttermilch oder, in diesem Fall steriler, Kochsalzlösung etwas zu spülen. Außen kann der Schleim auch einfach mit warmem Wasser entfernt werden.

Einnässen und Einkoten – ist das schlimm?

Einnässen
»Bettnässer« ist ein Schimpfwort, und dementsprechend haben Kinder, die ab einem gewissen Alter noch nicht »trocken« sind, nicht nur Schamgefühle, sondern auch Versagensängste. Aber viele Kinder nässen auch jenseits des fünften Lebensjahrs noch ein. Man redet nicht gern darüber, und das ist vielleicht das Schlimmste: Häufig beruht Einnässen auf einer erblichen Reifungsverzögerung,

die sich durch die Generationen zieht. Wenn ich nachfrage, erfahre ich nicht selten, dass es bei den Eltern auch »etwas länger« gedauert habe. Und wenn ich dann zurückfrage, ob sie es dem Kind denn schon entsprechend erklärt hätten, wird dies verneint, vor allem von den Vätern. Das finde ich dann wirklich unfair, weil es den Kindern enorm helfen würde, wenn sie erführen, dass ihr elterliches Vorbild ähnliche Probleme hatte. So gilt auch hier wie so häufig in der Medizin: Die Vorgeschichte, die Anamnese, ist der Schlüssel zum Verständnis. Viele Eltern wissen es allerdings gar nicht. Dann bitte ich, die Großeltern mal zu befragen. Die Aussagen sind jedoch mit Vorsicht zu genießen, vieles wird in der Erinnerung verschönt, vor allem, was solche Tabuthemen betrifft.

Die Funktion der Blase

Die Blase ist ein Speicherorgan für die kontinuierlich stattfindende Harnproduktion, damit die Urinabgabe nicht ständig, sondern in Abständen passend zur Alltagssituation erfolgen kann. Hat die Blase einen gewissen Füllungszustand erreicht, kommt es zum Harndrang, dem unwillkürlichen Zusammenziehen der Blase. Dabei ist die Wahrnehmung des Harndrangs nicht allein vom Füllungszustand der Blase abhängig, sondern auch von vielen anderen Faktoren. Ein Kältereiz kann zum Harndrang führen oder allein, dass man daran denkt.

Die Blase ist ein nicht allein dem Willen unterworfenes Organ, sondern autonom, »selbstbestimmt«, dem vegetativen Nervensystem unterworfen. Dabei spielen auch psychische Einflüsse eine nicht unbedeutende Rolle, wie etwa Aufregung oder Angst (»vor Angst in die Hose machen«). Vorausschauende Menschen gehen daher auf die Toilette, bevor sie »müssen«, um zu vermeiden, dass es dann so eilig ist, dass der Urin nicht mehr gehalten werden kann. Bei Kindern, die nicht so weit vorausschauend denken können, ist es daher wichtig, sie vor einem Ereignis – etwa vor der Autofahrt, vor der Unternehmung, vor der Vorstellung – anzuhalten, ihre Blase zu entleeren. Aber selbst manche Erwachsene schaffen das nicht.

Unter dem Begriff »Einnässen« werden ganz verschiedene Dinge zusammengefasst, die genau auseinandergehalten werden müssen. Die eine Unterscheidung ist die nach Tag- oder nächtlichem Einnässen.

Tagnässen

Tagnässen hat verschiedene Aspekte: Der erste ist die Unreife, wenn das Kind einfach noch keine Blasenkontrolle hat und die Blase sich bei Füllung unkontrolliert entleert. Das ist im Windelalter normal. Der zweite Aspekt ist eine willentliche Blasenentleerung aus Trotz als Form einer Verweigerung. Die häufigste Form von Tagnässen ist aber das Feuchtwerden, wenn das Kind ganz eilig »muss« und es nicht mehr einhalten kann. Hier spricht man von Drangnässen oder Dranginkontinenz, nicht eigentlich von Einnässen.

Dranginkontinenz

Wenn die Blase Harndrang signalisiert, der nicht sofort durch eine Entleerung beantwortet werden kann, zieht sich der Beckenboden zusammen. Schon dadurch können einige Tropfen Harn herausgepresst werden, die sich bereits im Blasenhals befunden haben. Wird dann dem Harndrang immer noch nicht nachgegeben, wiederholt sich das Spiel, bis die Erlösung durch die Blasenentleerung erfolgt. Das Kind ist dann in unterschiedlichem Ausmaß nass, entweder nur mit einem feuchten Fleck oder vollständig bis in die Schuhe. Daher sollte es angehalten werden, bei Harndrang sofort eine Toilette aufzusuchen – oder schon vorher zu gehen.

Das hört sich zunächst ganz einfach an, ist aber in Wirklichkeit eine komplexe Angelegenheit. Denn dazu hat es vielfach »keine

Zeit« und/oder keine Lust. Das Hauptwort im zweiten, dritten Lebensjahr, wenn das Kind anfängt, den Harndrang zu verspüren, ist »Nein«. Und das gilt nicht nur für Forderungen von außen, sondern auch von denen des Körpers. Das Kind verweigert also nicht nur den Eltern, sondern auch der eigenen Blase die notwendige Entleerung nach dem Motto »Mein Bauch gehört mir«. Da eine der ersten Leistungsanforderungen, die an ein Kind gestellt werden, die Blasen- und Darmkontrolle ist, kann diese auch Schauplatz der ersten Leistungsverweigerungen werden. Das ist so häufig der Fall, dass einer der wichtigsten Ratschläge, die ich jungen Eltern gebe, folgender ist:

> Es gibt drei Dinge in der frühen Erziehung, über die man nicht streiten sollte: den Schlaf, das Essen und die Ausscheidungen.

Warum? Auf all diesen drei Feldern kann man einen Machtkampf nicht gewinnen, nur verlieren. So wie man den Schlaf nicht von außen erzwingen kann und den Essenskampf erschöpft verliert, fällt es schwer, den Kampfplatz Ausscheidungen als Sieger zu verlassen.

Habituelle Retention

Fängt das Kind erst einmal an, den Harndrang gewohnheitsmäßig einzuhalten (»habituelle Retention«), schleicht sich ein Teufelskreis ein: Die Blase will sich entleeren, der Beckenboden hält dagegen, die Blase will sich noch mehr entleeren, der Beckenboden hält noch mehr dagegen, schließlich wird der Fersensitz dazugenommen: Das Mädchen kauert sich dann, die Ferse in die Scham drückend, hin, um ja nicht dem Harndrang nachgeben zu müssen. Zum einen kann es dadurch zu Blasenentzündungen oder gar Nierenbeckeninfektionen kommen (siehe auch Seite 151), zum anderen trainiert sich die Blase dahin gehend, dass sich nicht etwa ihre Kapazität vermehrt, sondern im Gegenteil die Muskeln der Blasenwand immer stärker werden und der Machtkampf zwischen Beckenboden und Blase größer wird. So kommt es immer öfter zu solchen Drangattacken, selbst wenn das Kind schließlich doch häufiger freiwillig auf die Toilette geht. Es dauert dann Monate bis Jahre, bis sich dieses Ungleichgewicht (man spricht wissenschaftlich von Detrusor-Sphincter-Dyssynergie) wieder ausgleicht.

Bei einer Ultraschalluntersuchung der Harnwege, wie wir sie etwa nach einer Harnwegsinfektion vornehmen, sehen wir häufig zufällig eine gewaltig dicke Blasenwand. Fragen wir dann nach dem »Pipiverhalten«, wissenschaftlich »Miktionsverhalten« genannt (vom lateinischen *mictio* für »Harnlassen«), erfahren wir Erstaunliches, wie etwa vom genannten Fersensitz, was spontan nicht berichtet wird. So kann eine technische Untersuchung auch einmal den Weg zu einer vertieften Anamnese öffnen.

Bei Mädchen führt diese Form der Blasenentleerungsstörung neben der unterschiedlich ausgeprägten Einnässerei häufig zu Harnwegsinfektionen. Diese müssen dann unbedingt den Blick auf das Miktionsverhalten lenken, eine viel zu lange völlig unbeachtete Tatsache, die bei zahlreichen Kindern zu unnötigen Operationen geführt hat und leider auch heute noch führt. Denn manche Eltern und Ärzte nehmen an, dass diese Störung nicht funktionell, sondern organisch bedingt ist, und führen ihr Kind dann Operationen wie einer Harnröhrenerweiterung oder einer Antirefluxplastik zu, ohne die Nöte des Kindes zu verstehen. Denn eine ausgeprägte Verweigerungshaltung des Kindes, nicht nur was die Urinentleerung, sondern auch was Schlaf, Essen, Stuhlgang angeht, kann zwar vorübergehend normal sein, aber auch Zeichen einer höchsten Not. Ein Kind hat ja nicht viele Möglichkeiten, sich gegen Übergrifflichkeiten und unhaltbare Zustände zu wehren. Es ist ausgeliefert und kann sich allenfalls durch Verweigerung der täglichen Anforderungen wirkungsvoll äußern. Daher ist neben der rein organischen Seite die Gesamtsituation des Kindes besonders im Auge zu behalten.

Bei Jungen führt ein solches Miktionsverhalten seltener zu Harnwegsinfektionen, weil sie durch die lange Harnröhre davor besser geschützt sind. Bei ihnen steht tatsächlich das Einnässen ganz im Vordergrund: das beschriebene Tagnässen mit dem Schlagwort »Keine Zeit, keine Lust«.

So besteht bei beiden Geschlechtern der erste Schritt der Behandlung darin, eine solche Störung erst einmal überhaupt zu erkennen, da außer dem Symptom Einnässen Näheres in der Regel nicht berichtet wird. Der zweite Schritt besteht darin, das Kind aufzufordern, dass es die Blase möglichst häufig, etwa alle anderthalb Stunden, in entspannter Atmosphäre vollständig entleert. Die Vollständigkeit der Entleerung ist wichtig, weil Kinder, die keine Zeit und keine Lust haben, sich manchmal nur des höchsten Drucks entledigen und die Blase nicht ganz entleeren. Man nennt das Verbliebene »Restharn«. Ein solcher Restharn lässt sich leicht durch eine Ultraschalluntersuchung nachweisen oder dadurch, dass man die Kinder nach Entleeren der Blase noch einmal auf die Toilette schickt. Drittens klärt sich oft erst im Verlauf, was die Ursache des Einhaltens ist: Wenn sich die Symptomatik mit den beschriebenen Maßnahmen rasch bessert, ist es ein rein gewohnheitsmäßiges, antrainiertes Fehlverhalten. Verschlechtert sich dagegen die häusliche Atmosphäre durch zunehmende Machtkämpfe um den Toilettengang, sind andere Maßnahmen, etwa eine Elternberatung oder eine kinderpsychologische Behandlung, besser als die beliebten medikamentösen Maßnahmen, die darauf abzielen sollen, die Blasenkapazität zu vergrößern und die Blasenkontraktionen zu verhindern. Sie können allenfalls kurzfristig angewendet zu einer Entspannung der Situation dienen. Ein sogenanntes Blasentraining nur im Sinne des Einhaltens zur Vergrößerung der Blasenkapazität (Stretching) ist unsinnig, eine stationäre sogenannte »Urotherapie« im Rahmen eines therapeutischen Gesamtkonzeptes kann in sehr hartnäckigen Fällen notwendig werden.

Nächtliches Einnässen

Wenn eine Form der Blasenentleerungsstörung, eine Harnwegsinfektion oder Harntraktanomalie ausgeschlossen sind und ein Kind jenseits des fünften Lebensjahrs nachts noch nie trocken war, spricht man von »richtigem« Einnässen: der primären Enuresis nocturna (von den lateinischen Wörtern *enuresis* für »unwillkürliches Harnlassen« und *nocturnus* für »nächtlich«). Bei einem sonst gesunden Kind liegt dann, vor allem wenn es sich durch die Generationen zieht, eine Reifestörung der Blasenkontrolle vor. Für die Diagnosestellung sind weder eine Hirnstromkurve noch eine urologische Untersuchung notwendig. Ein genaues Erheben der Vorgeschichte, eine einfache Ultraschalluntersuchung, eine Urinuntersuchung sowie die Beobachtung des Harnstrahls reichen völlig aus. Allerdings ist Einnässen auch ein Nebensymptom von vielen anderen, insbesondere kinderpsychiatrischen Erkrankungen, Entwicklungsverzögerungen und geistiger Behinderung. Die Betonung liegt hier auf »sonst gesundem Kind«.

Nun können sich der Arzt wie auch die Eltern bei einem solchen »primären« Einnässen die Zähne ausbeißen. »Primär« oder »idiopathisch« sagt man in der Medizin ja, wenn man die Ursache nicht kennt. Eine befriedigende Behandlung, außer unterstützender Maßnahmen und dem Zuwarten auf Spontanheilung, gibt es nicht, wenn auch viele Heilsversprechen gemacht werden. So manches wurde zum Einnässen gesagt und geschrieben, das Spektrum erstreckt sich vom nächtlichen Weinen der Seele bis hin zur Unartigkeit. Drastische Maßnahmen werden heute im Zeitalter von Höschenwindeln auch für das Erwachsenenalter glücklicherweise nicht mehr ergriffen.

Was kann man bei nächtlichem Einnässen tun?

Die Prognose des Einnässens ist insgesamt sehr gut, auch wenn es Erwachsene mit Einnässproblemen gibt. Wie gesagt kann man sich bei den konstitutionellen Reifestörungen daran orientieren, wann der Rest der Familie trocken geworden ist: Wenn das bei Papa, Onkel oder Tante erst mit acht der Fall war, muss man so lange Geduld haben. Zu beachten und zu behandeln ist dann das Leiden des Kindes und der Umgang der Familie mit dem Symptom – nicht das Einnässen an sich.

Die Behandlung des nächtlichen Einnässens richtet sich nach dem Alter, dem Leidensdruck und der Kooperationsmöglichkeit des Kindes. Zwar kann man die Enuresis nicht nur mit dem Willen behandeln, aber das Kind muss es dennoch auch wollen. Ist der Leidensdruck gering und kein wirklicher Wille da, weil es einfach so schön ist, entspannt loszulassen und den Harn fließen zu lassen, sind die Behandlungsmöglichkeiten gering, kein Kind wird gegen seinen Willen trocken werden.

Der erste Schritt der Behandlung besteht darin, vor dem Schlafgehen die Blase noch einmal ruhig und entspannt zu entleeren. In der zweiten Tageshälfte sollte übermäßiges Trinken vermieden werden, aber dürsten lassen und extreme Flüssigkeitseinschränkungen sind fehl am Platz. Allerdings müssen die heute weit überzogen dargestellten täglichen Trinkmengen auch kritisch gesehen werden.

Nächtliches Absetzen

Eine gute Möglichkeit ist, das Kind noch einmal abzusetzen, wenn die Eltern schlafen gehen. Das Kind hat das Erfolgserlebnis, ohne Windel ins Bett zu gehen, und wenn es die Blase noch einmal entleert hat, gute Chancen, den Rest der Nacht auch ohne Windel zu überstehen. Dieses Vorgehen empfehle ich nur, wenn sie gut durchführbar ist und das Kind durch das nächtliche Absetzen im Schlaf nicht wesentlich gestört wird. Vollständiges Wecken ist gar nicht nötig; es reicht, das Kind im Halbschlaf auf die Toilette zu tragen oder später zu führen. Schläft es nicht oder schlecht wieder ein, tobt es und schlägt es um sich, wenn man es absetzen will, rate ich von dieser Maßnahme ab! Irgendwann wird das Absetzen vergessen, und dann ist das Kind von allein trocken. Nach aufregenden Ereignissen wie Kindergeburtstagen kann es noch mal zum Rückfall kommen, der dann ebenso behandelt wird. Weitergehende Maßnahmen, etwa nachts um zwei oder drei noch mal den Wecker zu stellen, empfehle ich nicht. Nächtliches Absetzen soll mit minimalem Aufwand und größtmöglicher Selbstverständlichkeit erfolgen.

Wie bei allen Empfehlungen gibt es auch bei dieser Maßnahme Befürworter und entschiedene Gegner – ich plädiere für ein individuell angepasstes Vorgehen und keine Grundsatzdiskussionen.

Medikamentöse Behandlung

Sehr stark beworben werden Medikamente, die eine sofortige Lösung des Problems versprechen: Sie enthalten ein Hormon (Vasopressin, ADH [antidiuretisches Hormon]), das die nächtliche Urinproduktion herabsetzt. Wird weniger Urin produziert, muss auch weniger ausgeschieden werden. Beworben werden diese umsatzstarken Produkte unter anderem damit, dass ursächlich die Unreife der Blasenentleerung in einer verminderten nächtlichen Anpassung der Hormonausschüttung begründet liegt.

Ein solches Präparat setze ich vorübergehend dann ein, wenn etwa vor einer Klassenfahrt der dringende Wunsch einer medikamentösen Hilfe besteht. Man muss es aber unbedingt vorher ausprobieren und es nicht darauf ankommen lassen. Eine Dauergabe kann die grundsätzliche Situation allenfalls überbrücken, aber nicht heilen. Die wichtigste mögliche Nebenwirkung ist eine Flüssigkeitsüberladung des Körpers, eine »Wasservergiftung«, wenn gleichzeitig viel getrunken, aber die Urinproduktion unterbunden wird.

Manche Medikamente, auch manche Psychopharmaka, sind in der Lage, die Blasenkapazität zu vergrößern und so das Einnässen zu verhindern. Sie wurden früher viel eingesetzt, gelten heute aber als unzeitgemäß und haben ihren Platz nur noch bei definierten Blasenentleerungsstörungen. Neben den psychischen Wirkungen und Nebenwirkungen sind Mundtrockenheit, Sehstörungen und Harnverhalt möglich. Eine Medikation gehört in die Hand eines Spezialisten. Vor allem die früher viel und unkritisch verschriebene Impramin-Behandlung (Tofranil) ist heute abzulehnen, wenn sie nicht im Rahmen eines kinderpsychiatrischen Gesamtkonzepts erfolgt.

Weckapparate

Seit über sechzig Jahren werden Weckapparate wie etwa Klingelmatratzen oder Funksensoren angeboten, die in das Unterhöschen eingelegt werden. Dafür, dass diese Apparate erst dann Alarm geben, wenn das Einnässen schon eingesetzt hat, also eigentlich nicht der Wahrnehmung des Harndrangs dienen können, ist die Erfolgsrate ganz beträchtlich. Voraussetzung ist hierbei wiederum der Wunsch des Kindes und die Mitarbeit der Eltern.

Nur größeren Kindern, etwa ab acht Jahren, kann zugemutet werden, dass sie allein mit dem Gerät zurechtkommen – und dies auch wollen. Kleinere Kinder sollten von ihren Eltern auf die Toilette geführt werden, wenn das Gerät alarmiert. Oft ist es so, dass die ganze Familie durch den Alarm des Weckapparats aus dem Schlaf gerissen wird, nur nicht der Kandidat selbst – er ist »Tiefschläfer«.

Einkoten

Mit dem Einkoten verhält es sich in mancherlei Hinsicht vergleichbar dem Einnässen, zu berücksichtigen sind dabei stets das Alter und der Entwicklungsstand. Zunächst ist die Aufgabe des Enddarms ähnlich wie die der Blase: Die kontinuierlich ablaufende Verdauung braucht ein Reservoir, damit nicht ständig Stuhl abgegeben werden muss. So ist die erste Lernaufgabe, den Stuhl zu halten, die zweite, ihn bei passender Gelegenheit abzugeben.

Der Teufelskreis der Verstopfung

Manche Kinder, vor allem, wenn sie zu früh zur Sauberkeitserziehung angehalten werden, bleiben auf der ersten Stufe stehen: Sie halten ein, bis es nicht mehr geht. Dann entwickelt sich der bekannte Teufelskreis der Verstopfung. Verweilt der Stuhl zu lange im Enddarm, wird ihm immer mehr Wasser entzogen. Er wird hart. Wenn der Stuhl hart ist, schmerzt der Stuhlgang. Das Kind vermeidet ihn. Und der Stuhl wird beim Verweilen noch fester, was bis hin zur Bildung regelrechter Kotsteine führen kann. Der Stuhlgang erfolgt dann nur noch unter großen Schmerzen, die Darmschleimhaut kann etwas einreißen und Blutauflagerungen auf dem Stuhl zur Folge haben. Das alles führt nicht selten am Ende des zweiten und im dritten Lebensjahr zu regelrechten kleinen Katastrophen mit verzweifelten Eltern und kreischenden Kindern.

Eine Störung der Darmentleerung kann daher nur aus einem eingeschliffenen Fehlverhalten bestehen, wenn sich dieser Teufelskreis aufbaut, und ist dann gut zu behandeln. Wenn sie aber auf einer absichtlichen Verweigerung des Toilettengangs beruht, wird es sehr viel schwieriger. Wie schon am Beispiel der Blasenentleerung erklärt, ist das Hergeben, das Loslassen der Ausscheidungen eine der ersten Leistungsanforderungen, die das Kind erlebt, und damit auch eine der ersten Möglichkeiten, diese Leistungsanforderung zu verweigern. Wenn es bald vorübergeht, kann dies ein einfaches kleines Machtspiel im Rahmen der Trotzphase sein. Es kann sich aber auch verfestigen und ist dann möglicherweise Ausdruck einer Not des Kindes, sich bestimmten Anforderungen stellen zu müssen. Denn ein Kind hat wie gesagt nicht viele Möglichkeiten, sich zu wehren: Hauptsächlich beim Schlafen, Essen und den Ausscheidungen kann es Macht entfalten, sich anpassen oder sich verweigern. So kann eine Störung der Ausscheidungsfunktionen Zeichen einer gestörten Eltern-Kind-Beziehung sein, die es dem Kind notwendig macht, gerade dieses Register zu ziehen.

Diese Prozesse können sich als Verhaltensweisen verfestigen und jahrelang, bis in das Erwachsenenalter, Probleme bereiten. Daher ist es wichtig, sie frühzeitig zu erkennen und zu behandeln. Dazu gehört, dass man die Sauberkeitserziehung erst dann beginnen soll, wenn das Kind es selbst möchte. An dieser Motivation kann natürlich gearbeitet werden. Wenn man gegen den Willen des Kindes einfach die Windel weglässt, kann ein solches Einhalten mit allen Folgen resultieren: Verstopfung und Einkoten, wenn schließlich der Stuhlgang nicht mehr zu halten ist und von allein herauskommt.

Viele Kinder bestehen auf einer Windel zum »großen Geschäft«, auch wenn sie längst trocken sind. Das erleben zahlreiche Eltern als belastend, und es ärgert sie. Ich rate aber nachdrücklich, diesem Wunsch nachzukommen, um den beschriebenen Teufelskreis nicht entstehen zu lassen und Machtkämpfe zu vermeiden. Über eine behutsame Motivation, etwa durch den Verweis auf andere Kinder gleichen Alters oder, wenn das Kind bereits ein Verhältnis zu Geld hat, auf den Preis einer Einmalwindel und die Möglichkeit, mit dem ersparten Geld etwas anderes zu kaufen, lässt sich das Problem gut lösen. Es kann Nahziele geben, etwa der bevorstehende dritte Geburtstag, auf die man hinarbeiten kann. Auch der soziale Druck, der etwa durch Abmachungen mit dem Arzt erzeugt wird, kann helfen. Bleiben Sie dennoch möglichst gelassen. Es ist von großer Bedeutung, auf dieser schwierigen Gratwanderung, die jederzeit in kleine

»Kataströphchen« ausarten kann, Geduld zu bewahren – nicht nur sich selbst und dem Kind gegenüber, sondern auch gegenüber Dritten, etwa den Großeltern oder der Betreuungseinrichtung.

Was kann man bei Verstopfung und (»absichtlichem«) Einkoten tun?

Häufig werden bei einer Verstopfung abführende Zäpfchen oder Einläufe empfohlen. Meiner Erfahrung nach sollte aber jede Manipulation am After möglichst vermieden werden. Besser ist es, »von oben« zu behandeln: in einem ersten Schritt mit ballastreicher Kost, Joghurt, Fruchtkompotts. Bei Kleinkindern kann Milchzucker noch helfen, bei größeren Laktulose, eine Milchzuckervariante, die der Körper nicht verstoffwechseln kann. Es kommt dann zu massigen weichen Stühlen, sogenannten Gärungsstühlen. Laktulose wird nach Wirkung dosiert, und es empfiehlt sich, den Stuhl über einen längeren Zeitraum weich zu halten, bis sich der Teufelskreis aufgelöst hat. Es gibt auch andere Quellstoffe (zum Beispiel Movicol), die Ähnliches bewirken und ebenfalls über einen längeren Zeitraum gegeben werden können, zuerst hoch dosiert zum »Durchputzen«, dann niedriger dosiert, um den Stuhl weich zu halten.

In kindgerechter Sprache sollte erklärt werden, wie wichtig es ist, den Stuhlgang loszulassen. Ich rate, das Wort »drücken« ganz zu vermeiden: Zu häufig beobachte ich, dass das exzessive Drücken derart mit einer Verspannung des Beckenbodens verknüpft ist, dass es die Stuhlentleerung (Defäkation) nicht gerade erleichtert. So sollte sprachlich von herauslassen, loslassen geredet werden. In der Jägersprache spricht man vom Stuhl als »Losung«, und den Vorgang bezeichnet man als »sich lösen«. Dieses »Sichlösen« sollte gedanklich, sprachlich und inhaltlich die Grundidee sein.

Chronische Verstopfung, meist durch gewohnheitsmäßiges Einhalten bedingt, führt zu Stuhlschmieren, den berühmten »Bremsspuren«, oder zu richtigem Einkoten größerer Stuhlmengen, aber auch zu durchfällig erscheinendem Stuhl, der sich seine Wege zwischen die Kotballen hindurch bahnt. Bei älteren Kindern jenseits der Sauberkeitserziehung verliert sich der Blick der Eltern auf die Entleerungsfunktionen und kann über die Jahre zu schweren chronischen Störungen führen, die einer langwierigen Behandlung bedürfen. Bei chronisch gewohnheitsmäßigem Einhalten wird der Darm auf die Dauer geweitet und schlaff. Eine Behandlung dieses Zustands ist zeitraubend, schwierig und kann manchmal nur durch ein entsprechendes stationäres Training behandelt werden.

Schließlich ist noch das mehr oder weniger absichtliche Einkoten zu nennen. Man spricht auch von »sekundärem Einkoten«, wenn ein zuvor schon lange »sauberes« Kind aufgrund lebensgeschichtlicher Ereignisse seine Umwelt alarmieren will. Es können Ereignisse wie eine Geschwistergeburt sein, aber ebenso schlimme familiäre Krisen wie eine Trennungsauseinandersetzung. Auch hier hilft uns im Verständnis die Umgangssprache weiter: Die Lage ist für das Kind »beschissen«, es »scheißt drauf«. Häufig gehen solche Alarmsignale allerdings, vor allem in sozial problematischer Situation, schief, werden nicht gehört, unangemessen bestraft und führen zu weiterer Traumatisierung des Kindes. Hier muss die Not des Kindes erkannt und angemessen behandelt werden. In manchen Fällen sind eine stationäre Aufnahme und eine Herausnahme aus der Lebenssituation die einzige Möglichkeit.

Harnwegsinfektion – ist das schlimm?

»Harnwegsinfektionen« ist der heute überwiegend benutzte Überbegriff für Infektionen im Bereich der ableitenden Harnwege. Da wir nur das Endprodukt sehen können, den Harn, und aus dem Urinbefund allein nicht schließen können, wo krankhafte Befunde herkommen, ob aus dem Nierenbecken oder nur aus der Blase oder gar nur aus dem Bereich der äußeren Geschlechtsteile, wird dieser Begriff heute bevorzugt benutzt.

Die Harngewinnung

Bei jedem Kind mit unklaren Beschwerden, unklarem Fieber, unklaren Bauchschmerzen oder Schmerzen beim Wasserlassen sollte, spätestens wenn sich nach einigen Tagen keine andere Ursache herausstellt, eine Urinuntersuchung erfolgen. Urin steht ja nun reichlich zur Verfügung, auch kann die Untersuchung jederzeit schmerzlos wiederholt werden. Die Schwelle zu einer Urinuntersuchung sollte demzufolge niedrig sein.

Die Diagnosestellung steht und fällt also mit dem Urinbefund. Jedoch sind derartige Urinbefunde nicht leicht zu werten, weil die Gewinnung von Harn im Kindesalter nicht so einfach ist. Der bei Erwachsenen leicht zu gewinnende Mittelstrahlurin, also das Auffangen einer Portion des Harns aus dem laufenden Harnstrahl, ist ein sehr zuverlässiges Material zur Untersuchung, das unangenehme und nicht ungefährliche Katheterisierungen in fast allen Fällen verhindern kann. Bei jungen Säuglingen haben wir die ebenfalls recht zuverlässige Methode, den Urin beim spontanen Urinieren auf der Wickelfläche aufzufangen – bis man das Auffanggefäß in den Harnstrahl halten konnte, ist die erste Portion weg, und wir haben einen Mittelstrahlurin. So bietet es sich an, beim Wickeln von sehr kranken Säuglingen ein Auffanggefäß bereitzuhalten und diese Chance nicht zu vertun. Denn sonst gibt es in dem Alter neben der eher Kliniken vorbehaltenen Möglichkeit der Blasenpunktion, also der Harngewinnung mit einer Nadel direkt aus der Blase, die über dem Schambein angestochen wird, nur den sogenannten Beutelurin. Da wird nach Reinigen des äußeren Genitals ein Urinauffangbeutel um den Penis oder den Scheidenvorhof geklebt und gewartet, bis das Kind hineinuriniert.

Das kann lange dauern, und bis dahin kann sich der Beutel abgelöst haben oder durch Stuhl verunreinigt sein. Wie viele Eltern habe ich in der Praxis mit ihrem Kind schon stundenlang auf und ab gehen sehen, um darauf zu warten, dass das Kind endlich pinkelt! Ein solcher Beutelurin kann nur dann wirklich beurteilt werden, wenn er gänzlich unauffällig ist. Man kann damit nur eine Harnwegsinfektion ausschließen, nicht beweisen, allenfalls vermuten. Denn beim Entleeren des Harns wird das ganze Genital durch- und der Vorhautsack beziehungsweise der Scheidenvorhof ausgespült. Diese sind naturgemäß nicht steril, und so haben wir es sehr häufig mit Verunreinigungen zu tun. Das führt, vor allem wenn der Urin nur mit Teststreifen untersucht wird, zu »falsch positiven« Befunden und dadurch sehr häufig zu einer sinnlosen antibiotischen Behandlung.

Das Alter, das für eine Uringewinnung die größten Probleme macht, ist ausgerechnet das, in dem bei Mädchen Beschwerden beim Urinieren und Harnwegsinfektionen am häufigsten vorkommen, nämlich im zweiten und dritten Lebensjahr. Sie sind meist noch nicht sauber und trocken, beherrschen aber die Ausscheidungsfunktionen im Sinne des Einhaltens schon so gut, dass sie in den Klebebeutel einfach nicht hineinurinieren wollen, den man ihnen anklebt. Aufs Töpfchen gehen wollen sie aber auch nicht. Älteren Kindern kann meist problemlos gezeigt werden, wie ein Mittelstrahlurin gewonnen werden soll.

Der Urinbefund

Große Konfusion herrscht oft in der Bewertung von Urinbefunden. Zunächst ist es wichtig zu wissen, wie und wann der Urin gewonnen wurde und wie alt er ist. Dann wird der Harn zuerst mit Teststreifen auf weiße Blutkörperchen, Bakterienabbauprodukte (Nitrit), rote Blutbestandteile, Eiweiß, Zucker und andere Bestandteile untersucht. Bis auf Zucker sind alle diese Untersuchungen störanfällig. Vor allem sollte man sich nicht auf die weißen Blutkörperchen (Leukozytenfeld) verlassen. Sie gelten zwar als wichtigste Entzündungszellen und haben daher eine besondere Bedeutung, der Teststäbchenbefund und die meines Erachtens in solchen Fällen immer notwendige mikroskopische Urinuntersuchung im Direktpräparat (Zählkammer) korrelieren aber häufig nicht. Da in den Notfallambulanzen kein Mikroskop zur Verfügung steht, kann diese zweite wichtige Untersuchung im Notdienst nicht durchgeführt werden. Dadurch werden Harnwegsinfektionen stark überdiagnostiziert.

Die dritte wichtige Untersuchung ist die Bakterienkultur. Nur wenn eine ausreichend hohe Anzahl von Bakterien im Urin anzüchtbar ist (»signifikante Keimzahl«) und sich nicht viele verschiedene Keime finden, gilt eine bakterielle Harnwegsinfektion als bewiesen. Eine Mischkultur deutet immer auf eine Verunreinigung hin. Dann muss der Keim isoliert und seine Resistenz bestimmt werden. Gerade bei Harnwegsinfektionen finden sich zunehmend resistente Bakterien, sodass die Wahrscheinlichkeit groß ist, mit einem Antibiotikum danebenzuliegen. Bestimmte Keime sind gegen bestimmte Antibiotika immer resistent, zum Beispiel Enterokokken gegen Cephalosporine. Da man mit einem möglichst einfachen und sicheren Antibiotikum behandeln will, ist eine solche Keimisolierung und Resistenzbestimmung unumgänglich.

Durch das Warten auf das bakteriologische Ergebnis gewinnt man, wenn der Patient nicht allzu krank ist und man »blind« behandeln muss, auch Zeit und kann so die Notwendigkeit einer Therapie im Verlauf noch überdenken.

Ursachen für Harnwegsinfektionen

Je nach Alter sind die Ursachen für Harnwegsinfektionen sehr unterschiedlich. Junge Säuglinge, hier sind es meistens Jungen, erkranken aus unbekannten Gründen häufiger an einer Infektion der Nieren, die sich offensichtlich durch die Besiedlung mit Darmkeimen über das Blut ergibt. Sie gedeihen schlecht, sind unzufrieden und unglücklich und entwickeln auch mal hohes Fieber und können sehr schwer krank werden. Dann spricht man von einer Urosepsis, einer vom Harntrakt ausgehenden Blutvergiftung durch Bakterien. Sie ist in der Regel nicht von einer Harntraktanomalie begleitet, wiewohl diese durch eine Ultraschalluntersuchung leicht ausgeschlossen werden kann. Wurde allerdings schon vor der Geburt an der Niere »etwas« gesehen, kann auch eine angeborene Harntraktanomalie zu solch einer schweren Infektion führen.

Häufig wird nach einer Harnwegsinfektion bei Jungen im Neugeborenen- und frühen Säuglingsalter eine umfassende Diagnostik auf Harntraktanomalien gefordert. Bei sonographisch sicher unauffälligem Harntrakt sehe ich keinen Sinn darin, denn im späteren Lebensalter sind Jungen wegen der langen Harnröhre nicht mehr gefährdet. Ein Rückfluss von der Blase in die Niere (vesikoureteraler Reflux) ist bei Kindern wegen einer Unreife des Ventilmechanismus noch normal. Auch hier kann man in weiterer Diagnostik maßvoll sein und den Verlauf abwarten.

In vielen Fällen wird bei vor der Geburt festgestellter Harntraktauffälligkeit bis zur weiteren Diagnostik zu einer Infektionsprophylaxe oder nach einem oder mehreren Harnwegsinfekten zu einer Reinfektionsprophylaxe geraten. Dazu wird ein niedrig dosiertes Antibiotikum, meist Trimethoprim, dauernd gegeben. Nachteil ist eine Resistenzentwicklung, sogenannte Durchbruchsinfektionen werden auch nicht verhindert, eine regelmäßige Medikamentengabe (Compliance) ist unverlässlich, und eine wirkliche Notwendigkeit und Wirksamkeit konnte nie bewiesen werden. Wichtiger ist, bei Anzeichen einer Erkrankung sogleich den Urin untersuchen zu lassen. Die Ausstattung mit entsprechenden Urinauffangbeutelchen ist wichtiger als ein Medikament – und auch dann nötig, wenn ein solches Medikament gegeben wird.

Angeborene Harntraktanomalien

Eine der am häufigsten vorgeburtlich festgestellten Auffälligkeiten liegt im Bereich der Harnwege. Glücklicherweise sind es meist einseitige Befunde, etwa ein erweitertes Nierenbecken oder eine Stauungsniere. Sehr viele gering ausgeprägte Befunde verschwinden nach der Geburt. Für eine weiter überstürzte Diagnostik direkt nach der Geburt gibt es keinen Anlass, man kann in jedem Fall die ersten vier Lebenswochen, die Neugeborenenzeit, abwarten, da sich irgendwelche Interventionen in diesem Zeitraum ohnehin verbieten. Auf gar keinen Fall sollte deswegen die Geburt vorzeitig eingeleitet werden – dann kommen Probleme der Frühgeburtlichkeit zu dem bereits bestehenden Harntraktproblem dazu. Vor allem bei einseitigen Befunden besteht kein Grund zur Eile. Die einzige, sehr seltene Ausnahme sind hochgradige Harnröhrenklappen beim männlichen Geschlecht, die das Harnlassen behindern. Sie werden in der Regel vorgeburtlich durch wenig Fruchtwasser und ausgeprägte beidseitige Stauungsnieren festgestellt.

In allen anderen Fällen gilt: die Spontangeburt abwarten, nach der Geburt das Kind und das spontane Harnlassen gut beobachten. Es gibt auch keinen Grund, deswegen in einem besonderen Zentrum zu entbinden oder das Kind nach der Geburt der Mutter zur weiteren Diagnostik zu entziehen. Das hat Zeit. Nur die Kliniker wollen immer alles sofort wissen. Schaut man zu früh nach, etwa in den ersten Lebenstagen, wenn das Kind noch abnimmt und wenig trinkt, wiegt man sich in falscher Sicherheit, wenn die Befunde unbedeutend erscheinen, weil das Kind noch wenig Urin produziert. Daher ist eine zu frühe Diagnostik geradezu fehl am Platz. Sehr hilfreich wird es sein, wenn der später betreuende und sich in diesem Bereich auskennende Kinderarzt schon vor der Geburt dazugerufen wird, um das nachgeburtliche Vorgehen zu besprechen: Es ist ja absehbar! Viel zu selten wird von dieser Möglichkeit Gebrauch gemacht – zum Schaden von Mutter und Kind.

Schmerzen beim Wasserlassen

Bei Schmerzen beim Wasserlassen (Dysurie) wird in allererster Linie an eine Blasenentzündung gedacht. Das ist auch richtig so und durch eine Urinuntersuchung meist rasch zu klären. Es gibt aber auch andere Gründe für Schmerzen beim Wasserlassen. Einmal kann es sein, dass im Rahmen eines anderen Infekts der Urin brennt und schmerzt, ohne dass ein Harnwegsinfekt vorliegt. Zum anderen kann es auch durch Verkrampfung, etwa durch langes Einhalten, zu Schmerzen im Unterleib kommen. Wichtig ist, in Ermangelung eines Urinbefunds nicht sofort antibiotisch zu behandeln, weil es sehr häufig unnötig ist. Man kann die kleinen Mädchen – um die handelt es sich meist – in die warme Badewanne setzen und sich untenrum entspannen lassen. Und man kann immer wieder eine Urinprobe abgeben und einen unklaren Befund erst einmal »gesundkontrollieren«, bevor voreilig behandelt wird.

Blasen- oder Nierenbeckenentzündung?

Eine sogenannte Höhendiagnostik, also die Klärung der Frage, in welcher Höhe des Harntrakts sich die Entzündung befindet – in der Niere, den Harnleitern, der Blase oder der Harnröhre –, ist nicht ganz sicher zu klären, weil der Harntrakt ein kontinuierliches Organ ist. Normalerweise werden die Nieren durch einen Ventilmechanismus geschützt, das heißt, der einmal in die Blase abgeflossene Urin fließt nicht in die Niere zurück. Wenn dies dennoch passiert, spricht man von einem Rückfluss oder Reflux. Dieser ist bei Säuglingen und Kleinkindern noch normal und »reift aus«. Säuglinge liegen häufig lange in einer stuhlgefüllten Windel und haben auch bei bester Hygiene Darmkeime im gesamten äußeren Genitalbereich, bekommen dennoch höchst selten Harnwegsinfektionen, weil die Blase regelmäßig ausgespült wird und etwa eingedrungene Keime so ebenfalls herausgespült werden. Außer in den ersten Lebenswochen bekommen Jungen so gut wie nie Harnwegsinfektionen, weil die lange Harnröhre die Blase schützt. Entgegen einer vielfach geäußerten Meinung führen auch Vorhautverengungen nicht zu Blasenentzündungen, wenn sie nicht so hochgradig sind, dass die Vorhaut sich regelmäßig beim Wasserlassen aufbläht und das Kind sogar pressen muss, statt sich wie üblich entspannt zu verströmen.

Wir haben es also mit den kleinen Mädchen zu tun, die häufig an immer wiederkehrenden (rezidivierenden) Blasenentzündungen leiden. Durch die kurze Harnröhre – nicht durch mangelhafte Hygiene, wie oft vermutet wird – dringen immer wieder Bakterien in die Blase ein, die sogleich beim nächsten Urinieren wieder herausgespült werden. Wenn aber die Blase nicht entleert wird, weil das Mädchen keine Zeit oder keine Lust hat, verweilen die Bakterien und werden unter Umständen in die Niere hochgespült. Dann kann eine Nierenbeckenentzündung resultieren, die mit Flankenschmerzen und meist hohem Fieber einhergeht. Dieses Problem sehen wir nicht selten während der Sauberkeitserziehung: Die Mädchen lernen zunächst, den Urin einzuhalten – müssen aber dann auch lernen, ihn bei passender Gelegenheit wieder abzugeben. So sollte man die Sauberkeitserziehung nicht erzwingen, denn die jungen Damen lassen sich oft nicht bewegen, ihre Blase zu entleeren, und »halten ein«. Dieses Einhalten ist nicht ungefährlich, weil es den Blasendruck erhöht und damit zu einem Rückfluss führen kann, der dann wiederum die Keime in die Nieren spült. Manch ein Machtkampf zwischen Mutter und Kind spielt sich wie zuvor beschrieben auf der Ebene des »Hergebensollens« ab, sowohl was das kleine wie auch was das große Geschäft betrifft. Weil Eltern diesen Kampf unmöglich gewinnen können – sie können es letztlich nicht erzwingen, es ist allein das Kind, das »hergeben« muss –, kann ich nur immer wieder dringend raten, aus diesem Thema keine Kampfarena zu machen. Ebenso wenig wie beim Schlafen und Essen bestehen für Eltern keine Erfolgschancen, aus diesem Machtkampf triumphierend hervorzugehen.

Hauptgrund für immer wiederkehrende (rezidivierende) Harnwegsinfektionen bei Mädchen sind von der beschriebenen funktionellen Art, ich bezeichne diese Art Blasenentleerungsproblematik als »gewohnheitsmäßiges Einhalten« (»habituelle Retention«). Wenn man nur den Urinbefund beachtet und nicht nach den Gewohnheiten der Harnentleerung fragt, wird man diese Problematik nicht erfassen. Spricht man sie dagegen an, eröffnet sich oft ein ganzes Fass von solchen Abgrenzungs- und Machtkämpfen, die man erkennen und behandeln kann. Damit können den Kindern häufig schlimme Karrieren von Harnwegsinfektionen, Nierenbeckenentzündungen, Operationen am Harntrakt und lang dauernde antibiotische Behandlungen erspart werden.

Was kann man tun?

Wann man antibiotisch behandeln sollte

Eine Nierenbeckenentzündung mit Flankenschmerzen und Fieber, für die sich keine andere Ursachen finden lassen, sollte mit einem »Hohlraumantibiotikum« behandelt werden – also einem, das sich in den Harnwegen anreichert –, am besten gezielt aufgrund einer vorher veranlassten antibiotischen Resistenzbestimmung. Ist das Kind sehr krank, muss sogleich »blind« behandelt werden. Jüngere Säuglinge und sehr kranke Kleinkinder werden unter Umständen sogar stationär aufgenommen, und das Antibiotikum wird über die Vene zugeführt, um höhere Wirkstoffkonzentrationen zu erzielen.

Harnwege gut durchspülen

Eine Blasenentzündung – kein Fieber, keine Flankenschmerzen, guter Allgemeinzustand – muss aber nicht sofort antibiotisch behandelt werden. Vielleicht gelingt es mit viel Trinken, viel Urinieren, warmen Bädern und Ruhe, die Keime wieder auszuspülen. Eine vorherige Resistenzbestimmung erleichtert die später vielleicht notwendige gezielte antibiotische Behandlung. Urinkontrollen sind in jedem Fall notwendig: um den Therapieerfolg zu sichern und eine chronische Bakteriurie zu verhindern. Solange es dem Kind gutgeht, sind übereilte medikamentöse Maßnahmen fehl am Platz. Dagegen sollte viel Augenmerk auf das Pinkelverhalten gelegt werden.

Bakterien im Urin – ohne Entzündung (asymptomatische Bakteriurie)

Stellt sich als Zufallsbefund, etwa bei der Vorsorgeuntersuchung U8 oder U9, eine Bakteriurie heraus, also das Vorhandensein vieler Bakterien ohne Infektzeichen oder vieler Blutzellen, ist auch keine sofortige Behandlung notwendig. Der häufigste Grund ist die schon beschriebene »habituelle Retention«, das lang eingeübte Einhalten des Harns, gepaart mit sogenannter Restharnbildung. Das heißt, dass die Blase gar nicht mehr vollständig entleert wird oder werden kann. Dann sind immer Bakterien in der Blase, die niemals vollständig ausgespült werden und so ungehindert verweilen können. Bei dieser sogenannten asymptomatischen Bakteriurie ist eine antibiotische Behandlung weder angezeigt noch erfolgversprechend, wohl aber, die Aufmerksamkeit auf die Blasenentleerung zu richten, um nicht ein lebenslanges und später nicht mehr erkanntes Problem zu schaffen. Viele erwachsene Frauen haben eine unerkannte Blasenentleerungsproblematik, deren Ursache in der Kindheit liegt und nie bemerkt, aber auch nie erfragt wurde. Oft liegt nur ein leicht wund werdendes Genital vor, und wegen begleitendem Ausfluss werden Abstriche und bakteriologische Untersuchungen gemacht, die natürlich immer etwas finden, denn der Genitalbereich ist ja nicht steril. Dann wird unnötig und erfolglos behandelt, statt das Augenmerk auf die Blasenentleerungsproblematik zu richten.

Scheidenentzündungen bei vorpubertären Mädchen sind eine absolute Rarität. Gelegentlich können spielerisch eingeführte

Fremdkörper in der Scheide zu Entzündungen führen. Bei wirklichen Scheidenentzündungen, aber ebenso bei ständigen Harnwegsinfektionen ohne besonderen Grund ist auch an einen sexuellen Missbrauch zu denken, insbesondere wenn noch andere Verhaltensauffälligkeiten dazukommen; entweder unangemessen sexualisiertes Verhalten oder ein unerklärlicher Rückzug.

Harnwegsinfektionen und Geschlechtsverkehr

Bei jungen Mädchen mit Schmerzen beim Wasserlassen ist auch an die Folge eines (ersten) Geschlechtsverkehrs zu denken, die sogenannte »Deflorationszystitis«. Die jungen Damen kommen oft in Begleitung ihrer Mütter und berichten dieses Ereignis in deren Gegenwart nicht spontan. Es bietet sich an, die Mutter vor die Tür zu schicken und mit den Mädchen allein zu sprechen, wenn man sich hierüber Klarheit verschaffen will.

Zur Vorbeugung ist eine Entleerung der Blase nach dem Geschlechtsverkehr eine sehr wichtige Hygienemaßnahme, über die leider viel zu wenig aufgeklärt wird, denn beim Koitus werden die Keime geradezu in die Blase hineinmassiert. Wird die Blase dann sogleich entleert, werden sie wieder hinausgespült.

Kopfverletzungen (»Schädel-Hirn-Trauma«) – ist das schlimm?

Der Begriff »Kopfverletzung« umfasst das ganze Spektrum von kleinen Beulen bis zu schlimmsten Schädelbrüchen und ist daher ebenso wenig hilfreich wie der heute so viel gebrauchte Begriff »Schädel-Hirn-Trauma« (»SHT«). Letztlich besagen diese dramatisch klingenden Begriffe gar nichts, wenn nicht das Ausmaß mit benannt wird. Früher sprach man von Gehirnerschütterung, wenn nach einer Kopfverletzung Symptome wie kurze Bewusstlosigkeit,

Erbrechen oder Benommenheit auftraten, ohne dass sichtbare objektive Befunde nachweisbar waren. Da wusste man wenigstens, was gemeint war, bei »SHT« weiß man das eher nicht.

Kleinkinder fallen sehr häufig auf den Kopf, und auch bei Abstürzen ist der Kopf oft der Aufprallherd. In aller Regel passiert bei einem Sturz, etwa aus dem Elternbett, gar nichts, aber richtig vorhersehbar ist das nicht: So kann ein Kind einen Sturz aus relativ großer Höhe unbeschadet überstehen oder sich schon bei einem ungeschickten Auftreten das Bein brechen. Das Wichtigste bei einem Sturz ist: trösten und Ruhe bewahren. Denn das, was auf den ersten Blick so schlimm aussieht, etwa eine stark blutende Kopfplatzwunde, ist vielleicht gar nicht das Wesentliche. Deswegen hat es meistens keinen Sinn, panisch den Notarzt zu rufen, sondern erst einmal in Ruhe zu sortieren, was passiert ist und was es noch für Verletzungen geben könnte (siehe auch Seite 44).

»Zweizeitigkeit«

Wovor man bei bestimmten Verletzungen Angst hat, sind sogenannte »zweizeitige« Ereignisse. Das heißt, dass es nach einer gewissen Zeit, Stunden bis Tage nach dem Ereignis, zum Auftreten von schweren und möglicherweise lebensgefährlichen Blutungen kommen kann, etwa im Kopf oder im Bauchraum. Das ist der Grund, warum Kinder, die nach einem Unfall in der Klinik vorgestellt werden, meist dabehalten werden. Das muss man vorher wissen und erklärt die hohe Zahl von Krankenhausaufnahmen (siehe Seite 102).

In sehr seltenen Fällen kann es zum Beispiel nach einer Kopfverletzung noch nach Stunden bis Tagen zu Symptomen kommen, die dann eine sofortige Kontaktaufnahme zum Arzt nötig machen, etwa Blässe, Schwindel, Erbrechen, Übelkeit oder verschwommenes Sehen, Doppelbilder oder Pupillenunterschiede. Bei Bewusstseinsstörungen oder Bewusstlosigkeit ist natürlich eine sofortige notärztliche Einweisung in das nächstgelegene Krankenhaus mit entsprechender Diagnostikmöglichkeit (CT/MRT) nötig. Das ist dann immer noch möglich und rechtfertigt keine vorbeugende stationäre Aufnahme, wenn man nicht gerade sehr abgelegen wohnt und keine Transportmöglichkeit hat.

Aber auch noch nach Tagen und Wochen muss an das Ereignis gedacht werden, wenn eines oder mehrere der Symptome Verlangsamung, Schläfrigkeit, Gangauffälligkeiten, Nackensteifigkeit, anhaltende Kopfschmerzen oder Verhaltensauffälligkeiten auftreten, weil, wiederum in sehr seltenen Fällen, auch eine chronische Blutung oder Ergussbildung auftreten kann.

Was kann man tun?
Zunächst einmal ist nach dem Trösten und Beruhigen zu klären, ob irgendwelche sichtlichen Begleitverletzungen vorliegen, die natürlich eine ärztliche Behandlung notwendig machen. Ansonsten ist eine gewisse Schonung sinnvoll, aber eine tage- bis wochenlange Bettruhe, wie sie früher nach »Gehirnerschütterungen« angeraten wurde, ist nicht nur unnötig, sondern schädlich. Kinder, die lange ins Bett gesteckt wurden, hatten viel häufiger hinterher Kopfschmerzen als diejenigen, bei denen das Leben normal weitergegangen ist. Das liegt natürlich nicht an der Bettruhe an sich, sondern an der Bedeutung, die dem zugeschrieben wird: Ein Kind, das immer mal Kopfschmerzen hat, wird dies ebenso wie seine Eltern sicherlich eher einer Gehirnerschütterung zuschreiben, die durch eine lange Bettruhe eindrücklich in Erinnerung bleibt, als ein Kind, dem bei einem solchen Ereignis wenig Beachtung geschenkt wurde.

Schlimm: Krebs bei Kindern

Eine Krebserkrankung ist etwas sehr Ernstes, und sie angemessen zu beschreiben würde weit über diesen Rahmen hinausgehen. Etwa 1800 Kinder unter fünfzehn Jahren erkranken jährlich an Krebs. Wir wissen über Krebs bei Kindern relativ gut Bescheid, da seit 1980 für ganz Deutschland Krebsfälle bei Kindern unter fünfzehn, seit 2009 unter achtzehn Jahren im Deutschen Kinderkrebsregister an der Universität Mainz erfasst werden. Die Vollzähligkeit der Erfassung dürfte etwa bei 95 Prozent liegen und erfolgt über die pädiatrisch-onkologischen Einrichtungen, die in der Gesellschaft für Pädiatrische Onkologie und Hämatologie (GPOH) zusammengeschlossen sind. Kaum eine Krebserkrankung bei Kindern wird außerhalb von Therapiestudien behandelt, um Ergebnisse zu vergleichen und die Therapien zu optimieren. Weit über 50 000 Kinder sind heute in der Datenbank erfasst. Sinn einer solchen Datenerfassung ist unter anderem, neue Krebsursachen, regionale Häufungen oder andere Veränderungen frühzeitig zu erkennen.

Standardisierte Nachuntersuchungen sind notwendig

Auf die einzelnen Krebsarten soll in diesem Zusammenhang nicht weiter eingegangen werden, da deren Behandlung nur in spezialisierten Einrichtungen erfolgen soll. In der Therapie konnten in den letzten fünfzig Jahren erhebliche Fortschritte verzeichnet und durch die Daten des Registers belegt werden. Heute haben die Spätfolgen nach einer erfolgreichen Krebsbehandlung einen hohen Stellenwert, die nur durch Langzeitbeobachtungen aufgedeckt und erfasst werden. Standardisierte Nachuntersuchungen sind daher notwendig, und Eltern, die ein Kind mit einer erfolgreich behandelten Krebserkrankung haben, sind dringend aufgefordert, an diesen schon deswegen teilzunehmen, damit Erfolge, aber auch mögliche Spätfolgen bekannt gemacht werden.

Immer wieder werde ich in der Praxis gefragt, ob denn diese Nachuntersuchungen notwendig seien, denn am liebsten möchten Eltern und Kinder die Erkrankung wie einen bösen Traum vergessen und nichts mehr davon wissen. Damit es nicht zu einer Verzerrung der Ergebnisse kommt, müssen nicht nur die schlechten und komplikationsreichen, sondern gerade auch die guten und erfolgreichen Verläufe weiter verfolgt werden. Spätere Erkrankungen sollten auch dann, wenn sie nicht in Zusammenhang mit der Erkrankung oder der Behandlung zu stehen scheinen, gemeldet werden, denn durch die Erfolge der Therapien und die resultierende Lebensverlängerung sind heute Zweittumoren oder Spätfolgen an Organen oder in der geistigen Entwicklung von besonderer Bedeutung.

Das Neuroblastom

Auf eine Krebserkrankung bei Kindern möchte ich allerdings doch genauer eingehen: das Neuroblastom. Es ist ein seltener Tumor, der durch unkontrolliertes Wachstum von unreifen Zellen des Nervensystems verursacht wird. Jährlich erkranken in Deutschland etwa 130 Säuglinge und Kleinkinder, von denen nur etwa jeder/jedes zweite die nächsten fünf Jahre überlebt. Aber, und das ist das Erstaunliche: In vielen Fällen verschwindet der Tumor von allein wieder. Das war das Ergebnis von Früherkennungsuntersuchungen, die mittels eines einfachen Windeltests im Alter von einem Jahr durchgeführt wurden. Es schien zunächst logisch, dass ein solches Screening ein vielversprechender Ansatz sein könnte, um die Heilungschancen zu verbessern. Dazu wurde vor einer allgemeinen Einführung einer derartigen Früherkennungsmaßnahme erst einmal eine große Studie aufgelegt. In der Auswertung ergab sich ein erstaunliches Ergebnis: Es gibt keinen Anhalt für den Nutzen eines solchen Neuroblastom-Screenings. Im Gegenteil muss sogar von einer solchen Früherkennungsmaßnahme abgeraten werden. Denn ein großer Teil der verhältnismäßig vielen durch Früherkennung gefundenen Neuroblastome bedarf keiner Behandlung und verschwindet von allein wieder. Das Wissen um einen solchen Tumor ist also eher schädlich. Diese Erkenntnis, die auch durch eine nordamerikanische Studie bestätigt wurde, ist für die praktische Kinderheilkunde neu, geradezu revolutionär, und hat schon jetzt dazu geführt, dass sich die Behandlungskonzepte im Sinne eines beobachtenden Zuwartens bei manchen derartigen Tumoren geändert haben. Es ist eine gewaltige neue Aufgabe, Neuroblastome (und andere Tumoren) zu finden, die nicht behandelt werden müssen. Denn nur so können neue Erkenntnisse zur Ursachenforschung und zum natürlichen Verlauf von Erkrankungen gewonnen werden.

Der Misserfolg des Neuroblastom-Screenings ist daher über Krebserkrankungen hinaus ein wichtiges Beispiel dafür, dass eine epidemiologische Prüfung der Sinnhaftigkeit von Vorsorgemaßnahmen nicht nur durchführbar, sondern extrem wichtig ist, damit nicht mehr Schaden angerichtet als Nutzen gestiftet wird. Bei aller Euphorie über mögliche neue Früherkennungsmethoden ist nämlich nur durch eine solche kritische Prüfung eine rationale, wissenschaftlich begründete Basis möglich. Denn nicht jedes Wissen ist ein Segen.

Neugeborenen-Gelbsucht – ist das schlimm?

Wie die Gelbsucht entsteht

Die Neugeborenen-Gelbsucht entsteht durch Bilirubin, ein Abbauprodukt des Hämoglobins, des sauerstofftragenden roten Blutfarbstoffs. Im Mutterleib muss der Fetus in der Lage sein, dem mütterlichen Blut den Sauerstoff für seine eigenen Bedürfnisse zu entziehen. Dazu braucht er viel und anderes, fetales Hämoglobin. Nach der Geburt und der Umstellung des fetalen auf den kindlichen

Gasaustausch ändert sich die Sauerstoffbindung, das Blut mausert sich, wie man sagt, und es kommt zu einem vermehrten Anfall von rotem Blutfarbstoff. Hinzu kann eine gewisse Unreife der Leber kommen, die es nicht schafft, diesen vermehrten Anfall so zu verstoffwechseln, dass das Bilirubin ausgeschieden werden kann: So entsteht die Gelbsucht.

Die Behandlung der Neugeborenen-Gelbsucht

Die Behandlung der Neugeborenen-Gelbsucht erfolgt viel gelassener als noch vor wenigen Jahren und orientiert sich mehr am Allgemeinzustand und Begleitumständen. Der Höhepunkt der normalen »physiologischen« Neugeborenen-Gelbsucht liegt um den vierten bis fünften Lebenstag. Gestillte Kinder sind häufiger länger gelb als mit künstlicher Nahrung ernährte. Früher hat man deswegen sogar vorübergehend mit dem Stillen ausgesetzt, das gilt heute als obsolet. Auch beim Übergang in die Säuglingszeit mit vier Wochen sieht man nicht selten noch einen deutlichen Gelbschimmer.

Da die Gelbsucht erst nach einigen Tagen ihren Höhepunkt erreicht, ist ein sehr früher Ikterus ein Hinweis auf eine drohende schwerere Gelbsucht. Wenn das Kind älter als fünf oder sechs Tage ist, wird die Gelbsucht nicht weiter steigen und bedarf keiner weiteren Behandlung, wenn es sonst unauffällig ist.

Wird das Kind bereits am ersten Lebenstag sichtbar gelb, liegt allerdings möglicherweise eine schwerere Gelbsucht vor, zum Beispiel durch eine Blutgruppenunverträglichkeit. In der Schwangerschaft werden die Mütter auf mögliche Antikörper gegen kindliche Blutzellen untersucht, woraus sich erste Warnhinweise ergeben können. Beim Vorliegen einer entsprechenden Blutgruppenkonstellation wird auch kindliches Nabelschnurblut auf mögliche gegen das Kind gerichtete Antikörper untersucht. Durch die sogenannte Anti-D-Prophylaxe, aber vor allem durch die geringe Kinderzahl pro Mutter sind Blutgruppenunverträglichkeiten heute sehr selten geworden, denn eine Sensibilisierung tritt erst nach einer ersten Schwangerschaft ein, sofern sie nicht, ebenfalls heute sehr selten, durch eine Fehltransfusion bedingt ist.

Behandelt werden muss eine deutlich sichtbare Gelbsucht am ersten Lebenstag oder eine Gelbverfärbung auch der Handflächen und Fußsohlen, verbunden mit Trinkschwäche und Apathie. Abzuklären ist weiterhin jede Form von ausgeprägterer Gelbsucht, Verfärbung ins Grünliche, entfärbte (weiße) Stühle.

Bei einer leichten Gelbsucht, gutem Befinden, lebhafter Motorik, gutem Trinkverhalten und gutem Aufmerksamkeitszustand reicht die Beobachtung durch Eltern, Hebamme oder den Arzt.

Ohrenschmerzen – ist das schlimm?

Einer der häufigsten Vorstellungsgründe in der Kinderarztpraxis betrifft die Ohren: Meist geht es um Ohrenschmerzen, aber auch laufende Ohren oder Hörminderung. Ohrenschmerzen sind wirklich schlimm. Sie entstehen dadurch, dass das Trommelfell gespannt und überdehnt wird. Dies geschieht immer dann, wenn das Trommelfell nicht frei schwingen kann.

Bemerkungen zum Aufbau des Ohrs

Kenntnisse vom Aufbau des Ohrs sind zum Verständnis von Ohrenproblemen unerlässlich.

Vom Ohrläppchen aus, das als Schalltrichter wirkt, führt der äußere Gehörgang zum Trommelfell, das den äußeren Gehörgang abschließt. Es handelt sich um eine Sackgasse: Alles im Gehörgang Befindliche, wie etwa der Ohrenschmalz, kann nur nach außen transportiert werden. Feine Härchen besorgen diesen zuverlässig wirkenden Abtransport.

Das Trommelfell trennt das Mittelohr vom äußeren Gehörgang ab. Das Mittelohr ist Teil eines verzweigten Hohlraumsystems innerhalb des Schädelknochens, der also nicht solide ist, sondern innen hohl. Bekanntere Höhlen sind die Neben- und die Stirnhöhlen, es gibt aber noch eine ganze Reihe weiterer Höhlen. Vom Mittelohr ausgehend, wird beispielsweise der sogenannte Warzenfortsatz belüftet, der Höcker hinter und unter dem Ohrläppchen. An das Mittelohr schließt sich der innere Gehörgang an, die sogenannte Eustachische Röhre. Sie mündet im Nasen-Rachen-Raum im Tubenwinkel. So kann man durch Aufblasen des Nasen-Rachen-Raums das Mittelohr aufpusten: Nase zuhalten und gegen die verschlossenen Nasenlöcher und den geschlossenen Mund Druck aufbauen, »Durchpusten«, wie es auch heißt, oder wissenschaftlich »Valsalva-Manöver« (nach dem italienischen Anatomen A. M. Valsalva [1666–1723]). Es kommt dann zu einem charakteristischen, manchmal etwas schmerzhaften »Knacken«, wenn das Trommelfell seine Stellung verändert. Auch beim starken Schneuzen, vor allem beim Zuhalten der Nase, entsteht solch ein Druckausgleich.

Der Sinn des Vorhandenseins eines inneren und eines äußeren Gehörgangs besteht darin, Luftdruckveränderungen ausgleichen zu können, um so ein freies Schwingen des Trommelfells und damit ein feines Hören zu ermöglichen. Wenn bei mangelndem Druckausgleich das Trommelfell in die eine oder die andere Richtung gespannt wird, kommt es zur Hörminderung, einer sogenannten Schallleitungsschwerhörigkeit, und zu Ohrenschmerzen. Ändert sich der Druck, etwa beim Aufsteigen auf einen Berg oder, noch stärker, beim Tauchen, hören wir so lange schlecht und haben Schmerzen, bis irgendwann spontan oder durch Schlucken, Gähnen, Kauen oder »Durchpusten« der Druckausgleich wieder erfolgt ist.

Hieraus ergibt sich auch die erste und einfachste Therapiemöglichkeit bei Ohrenschmerzen: die Wiederherstellung eines Druckausgleichs.

Die Schleimhäute als Schuldige

Wenn bei einem »grippalen« Infekt die Schleimhäute anschwellen, wie man es etwa bei der »verstopften Nase« sofort bemerkt, betrifft dies nicht allein die Nasenschleimhäute oder den Kehlkopf, sondern meist alle Schleimhäute: die der Augen, der Nebenhöhlen, der Atemwege und eben auch die des inneren Gehörgangs und des Mittelohrs. Das Auge tränt, der Hals juckt, es entsteht Hustenreiz, und die Ohren schmerzen. Das gehört bei einem frischen Infekt sozusagen mit dazu und ist kein Grund, eine Mittelohrentzündung anzunehmen und antibiotisch zu behandeln. »Frische« Ohrenschmerzen im Rahmen eines beginnenden Infekts sind zwar unangenehm, aber immer harmlos und bedürfen nie einer antibiotischen Behandlung. Man spricht von einer »katarrhalischen« Otitis oder einer »katarrhalischen« Bindehautentzündung (siehe auch Seite 136).

Wenn die Schleimhaut gereizt ist, produziert sie Schleim. Dieser ist zunächst glasig-wässrig, nach ein paar Tagen wird er milchig-trüb und zäh. Auch ein gelbgrüner »eitriger« Schleim ist noch kein Grund, eine bakterielle Infektion (Superinfektion) anzunehmen. Der Schleim wird naturgemäß nach ein paar Tagen trüb und zäh und ist natürlich nicht steril, sondern ein ausgezeichneter Nährboden für alle Keime, die sich im Nasen-Rachen-Raum tummeln. Kein Wunder, dass bakterielle Untersuchungen dann ein buntes Keimgemisch zutage fördern. Wann aus der Besiedlung eine wirkliche Infektion wird, ist oft schwer zu entscheiden und ganz wesentlich vom Allgemeinbefinden abhängig: Ein »zweites Kranksein« mit erneutem Fieber und starker Beeinträchtigung des Allgemeinbefindens kann ein Hinweis auf eine solche Superinfektion, eine bakterielle Komplikation, sein und bedarf tatsächlich manchmal, aber sehr selten, einer antibiotischen Behandlung.

Bei Kleinkindern ist oft sehr schwer zu entscheiden, ob ein solches »zweites Kranksein« vorliegt oder nicht schon wieder ein neuer »frischer« Infekt mit seiner beschriebenen Gesetzmäßigkeit (siehe dazu auch Seite 119). Ohrenschmerzen sind dann ein häufiges Begleitsymptom.

Da ein gesundes Ohr und ein gutes Hörvermögen von der freien Belüftung des Trommelfells von beiden Seiten abhängt, ist ein Funktionieren des inneren Gehörgangs genauso wichtig wie das Verhindern einer Verstopfung des äußeren Gehörgangs. Letztere kann durch einen Schmalzpfropf (Cerumenpfropf) oder, seltener, durch einen Fremdkörper bedingt sein. Ein Schmalzpfropf, der wirklich den ganzen Gehörgang verstopft, ist sehr selten. Meist ist auch bei starker Ohrenschmalzbildung noch ein Spalt vorhanden, der ein unbehindertes Hören erlaubt. Auch Entzündungen allein des äußeren Gehörgangs sind sehr selten und Folgen unsachgemäßer Manipulation. So ist die häufigste Ursache von Pfropfen der unselige Versuch, den Gehörgang mit Wattestäbchen sauber zu halten: Dabei wird der Ohrenschmalz nur in den Gehörgang hineingedrückt und verkeilt sich schließlich so, dass die spontanen Reinigungsmechanismen nicht mehr funktionieren.

Über Trommelfellbefunde lässt sich trefflich streiten

Den Zustand des Mittelohrs kann man von außen nicht beurteilen. Zwar kann der Arzt mit dem Otoskop, dem Ohrenspiegel, anhand des Trommelfellbefunds Vermutungen anstellen, etwa dass eine Flüssigkeitsansammlung, ein Erguss, im Mittelohr vorliegt. Aber wann es sich bei einem geröteten und vorgewölbten Trommelfell um eine echte Mittelohrentzündung handelt – dazu gibt es so viele Meinungen, wie es Ärzte gibt, die den Trommelfellbefund begutachten. Denn ein Trommelfellbefund ändert sich rasch: Wenn das Kind seit Stunden heftig schreit, wird es genau so, wie es verweinte Augen hat, auch ein »Brüllohr« haben, ein hochrotes Trommelfell. Normalerweise ist das Trommelfell ein ganz feines, bläulich schimmerndes spiegelndes Häutchen. Bei einer Schleimhautreizung sieht man feine rote Blutgefäße, bei einem Erguss eine Vorwölbung, häufig aber auch ein chronisch verdicktes weißliches oder bernsteinfarbenes Trommelfell als Zeichen eines chronischen Ergusses.

Ist es schlimm, wenn das Ohr läuft?

Ist das Trommelfell nicht mehr in der Lage, den Druckverhältnissen nachzugeben, wölbt es sich sehr stark und sehr schmerzhaft vor. Nicht selten sieht man dabei eine erbsengroße Aussackung des Trommelfells, sprichwörtlich bis zum Platzen. Für viele Eltern ist der Schreck groß, wenn das Trommelfell platzt und Flüssigkeit aus dem Gehörgang kommt. Wurde da nicht etwas übersehen? Hätte der Arzt das nicht erkennen und verhindern müssen, wenn er am Vortag ins Ohr geschaut hat? In der Regel sind die Schmerzen schlagartig vorbei, wenn das Ohr läuft, und dem Kind geht es viel besser. Jetzt ist eine antibiotische Behandlung erst recht nicht mehr notwendig, denn nun kann die Flüssigkeit, der »Rotz«, der Erguss ja abfließen und staut sich nicht mehr mit der Gefahr der Ausbreitung in die Höhlen des Schädelknochens. Die Realität sieht aber anders aus: Es gibt kaum ein Kind mit einem »Laufohr«, das nicht sofort antibiotisch behandelt wird.

Dabei ist die Eröffnung des Trommelfells die Spontanheilung, die eingetreten ist. In der Regel verschließt sich das Trommelfell rasch wieder, und das Ohr hört nach einigen Tagen auf, Sekret abzusondern. Früher war es bei heftigen Ohrenschmerzen und vorgewölbtem Trommelfell üblich, eine Eröffnung des Trommelfells durch einen kleinen Schnitt herbeizuführen: die Paracentese. Meist heilte dann das Ohr rasch ab. Heute wird dieser Eingriff nur noch in Narkose vorgenommen, meist im Zusammenhang mit der Adenotomie, der Polypenentfernung.

Es ist wichtig, das Sekret in der Umgebung des Ohrs mit reichlich Wasser und etwas Seife abzuwaschen. Im Gehörgang selbst kann man die Absonderungen mit einem Papiertaschentuch aufsaugen, der Gehörgang sollte aber nicht mit Watte verstopft werden, damit das Sekret frei abfließen kann.

Mein Kind hat »Polypen«, ist das schlimm?
Einer der wichtigsten Gründe für andauernde Ohrprobleme ist die Verstopfung des inneren Gehörgangs, entweder durch chronische Schleimhautschwellung (»Tubenkatarrh«) oder durch Lymphgewebe, das sich im oberen Nasen-Rachen-Raum befindet und den Tubenwinkel verlegt. Dieses Lymphgewebe nennt man »Polypen«, »Adenoide« oder »Wucherungen«. Es ist nicht die Ursache der ständigen Infektionen im Hals-Nasen-Ohren-Bereich, sondern die Folge davon.

Wenn ein Kind viele Infektionen durchmacht, etwa im ersten halben Jahr einer Kita-Betreuung oder im ersten Kindergartenwinter, wird das lymphatische Gewebe, das der Infektabwehr dient, aktiviert und vergrößert sich. Das sind die im Rachen sichtbaren Mandeln (Gaumenmandeln oder Tonsillen) und die nicht sichtbaren, weil oberhalb des Gaumensegels gelegenen Rachenmandeln (Adenoide, Polypen). Aber auch die äußerlich sicht- und tastbaren Halslymphknoten im Kieferwinkel vergrößern sich. Eine solche »lymphatische Hyperplasie« ist ein ganz normaler Vorgang bei Kleinkindern und hat keine krankhafte Bedeutung. Lediglich in extremen Fällen, wenn die Nasenatmung dauerhaft eingeschränkt, der Schlaf unerquicklich durch Atemaussetzer gestört, die Ohren ständig entzündet und die Sprachentwicklung eingeschränkt ist, kann eine operative Entfernung des Lymphgewebes notwendig werden. Meist wird in der gleichen Sitzung ein Trommelfellschnitt gemacht, das Sekret im Innenohr abgesaugt und eventuell mit sogenannten Paukenröhrchen eine dauerhafte Belüftung des Mittelohrs angestrebt. Das zeigt, dass ein spontaner Trommelfelldurchbruch gar keine schlimme Sache ist – mit dem Paukenröhrchen wird auch nichts anderes gemacht, als die Belüftung des Mittelohrs sicherzustellen und einen Sekretabfluss nach außen zu ermöglichen.

Muss mein Kind an den Polypen operiert werden?
Die Adenotomie ist einer der am häufigsten vorgenommenen Eingriffe überhaupt, und viele Hals-Nasen-Ohren-(HNO-)Ärzte zögern nicht lange, diesen Eingriff zu empfehlen. Als Indikationen zur Operation gelten eine chronisch behinderte Nasenatmung, immer wiederkehrende Mittelohrentzündungen, andauernde Hörstörungen, vor allem mit Sprachentwicklungsstörungen, und starkes Schnarchen mit nächtlichen Atemaussetzern und Tagesmüdigkeit. All diese Symptome haben ein breites Spektrum und sind häufig schlecht zu definieren, wie bereits am Beispiel der Mittelohrentzündung gezeigt wurde. Die Zahl der durchgeführten antibiotischen Behandlungen darf dabei kein Kriterium sein, weil die Bereitschaft, ein Antibiotikum zu geben, sehr unterschiedlich und vor allem in Not- und Bereitschaftsdiensten sehr verbreitet ist. Auch sind die Ursachen einer verspäteten Sprachentwicklung nicht nur im vermeintlichen schlechten Hören zu sehen, und nächtliches Schnarchen ist sehr verbreitet. So gibt es einen sehr weiten Ermessensspielraum.

Viele HNO-Ärzte sind der Meinung, dass erst einmal durch eine Operation »klare Verhältnisse« geschaffen werden müssen und man dann weitersehen kann. Dabei ist die Operation keineswegs ein sicheres oder besseres Verfahren. Langzeituntersuchungen, von denen es leider nur sehr wenige gibt, zeigen keine Unterschiede in der intellektuellen Entwicklung, ob operiert wurde oder nicht, und auch keine besseren Ergebnisse, was Mittelohrkomplikationen wie chronische epitympanale Mittelohrentzündungen angeht. (Das Epitympan[ic]um bezeichnet den »Kuppelraum«, einen Teil des Mittelohrs, der Gehörknöchelchen, Hammer, Amboss und Steigbügel enthält.)

Worüber HNO-Ärzten auch oft nicht informieren, ist, dass die starken Wucherungen des lymphatischen Gewebes immer mit zunehmendem Alter zurückgehen, bis zur Schulzeit ist die Problematik in aller Regel vorbei. Früher war der Höhepunkt zwischen drei und fünf Jahren, heute haben wir durch die frühe Fremdbetreuung in Großeinrichtungen auch schon Zwei-, Dreijährige mit erheblichen »Polypen«-Problemen.

Was konkret zu tun ist

An Behandlungsmöglichkeiten bieten sich bei Ohrenschmerzen je nach Alter an: viel trinken, lutschen, schlucken, kauen, und lokal mit aufs Ohr gelegten und mit einem Stirnband fixierten Zwiebelwickeln oder Kirschkernkissen. Ein Schmerzmittel kann manchmal notwendig werden: Ibuprofen oder Paracetamol. Diese werden häufig als reine Fiebermittel angesehen, können aber natürlich auch bei Schmerzen ohne Fieber gegeben werden.

Größere Kinder können zum »Durchpusten« (siehe Seite 169) angeleitet werden, kleinere können versuchen, mit der Nase einen Ballon aufzublasen. Ein solcher Nasenballon ist unter dem Namen »Otovent« oder »Otobar« in der Apotheke erhältlich. Man kann auch durch ein Nasenloch (das andere zuhalten) in eine Faschingströte pusten. Manche Ärzte meinen, mit dem Durchpusten oder dem Nasenballon könnten bei einem akuten Infekt Keime ins Ohr geblasen werden. Diese Vorstellung kommt mir arg mechanistisch vor, denn die Schleimhäute sind ohnehin bakteriell besiedelt.

Manchmal werden auch abschwellende Nasentropfen bei Ohrproblemen empfohlen. Einmal abgesehen davon, dass viele Untersuchungen gezeigt haben, dass diese Tropfen einfachem Befeuchten der Nase mit Kochsalzlösung nicht überlegen sind, erscheint die Vorstellung naiv, dass sie, in die Nase eingetropft, den Tubenwinkel und den inneren Gehörgang erreichen sollen (siehe auch Schnupfen, Seite 188). Der lang dauernde Gebrauch von Nasentropfen schadet darüber hinaus der Schleimhaut und sollte nicht reflexartig bei jeder verstopften Nase erfolgen. Neben einfacher Koch- oder Meersalzlösung (0,9 Prozent) können auch leicht hypertone Salzlösungen Anwendung finden. Sie können eingetropft oder inhaliert werden. Eine derartige Inhalationsbehandlung ist grundsätzlich positiv, darf aber kein Ersatz für einen Spaziergang bei Wind und Wetter sein.

Ein häufig begangener Irrweg ist eine antiallergische Behandlung, entweder mit antiallergischen Tropfen beziehungsweise Tabletten, Nasentropfen oder, in den letzten Jahren geradezu der Renner, mit cortisonhaltigen Nasentropfen (Mometason oder Budenosid). Zwar ist es richtig, dass allergische und infektiöse Symptome oft nicht leicht auseinanderzuhalten sind, bei der klassischen Kleinkindsituation der Infekthäufung spielen aber Allergien keine Rolle. Im Gegenteil: Man schreibt den Infektionen sogar einen gewissen Schutzeffekt vor Allergien zu. Das Immunsystem hat etwas zu tun und kommt nicht auf »dumme Gedanken«, Allergien zu entwickeln. Insofern könnte die schwache Hoffnung bestehen, mit unserer durch frühe Krippenbetreuung geprägten infektreichen Zeit eine zumindest allergieärmere Generation großzuziehen.

Was kann man noch machen?

Ganz vergessen werden auch die »konservativen« Behandlungsmöglichkeiten, obwohl sie nicht so schwierig sind. Dazu gehört in erster Linie das Vermeiden vieler Kinder auf einen Haufen, wie es heute in Tageseinrichtungen allerdings die Regel ist. Dieses im neuen Sprachjargon »Crowding«, früher »Pferchung« genannte Phänomen gilt als Hauptursache von Infekthäufung jeder Art mit den Folgen der Zunahme des Lymphgewebes, der chronisch behinderten Nasenatmung und den Mittelohrproblemen. Kleinkinder sollten sich fast den ganzen Tag an der frischen Luft aufhalten und nicht in stickigen, überheizten Räumen. Nicht umsonst ist in den Waldkindergärten der Krankenstand unvergleichlich viel niedriger.

Viele Gründe für Infekthäufung sind den heutigen Lebensumständen zuzuschreiben, unter denen Kinder groß werden müssen.

Neben der Frischluftbehandlung ist die Abhärtung zur Infektvorbeugung wichtig. Kinder dürfen das ganze Jahr über mit kurzen Hosen herumlaufen, die ständigen Strumpfhosen und bei den Mädchen vor allem die Leggins gehören verbannt. Die Haut muss atmen können. Wetter, Wind und Kälte schaden nie, solange man sich ordentlich bewegt. Exposition gegenüber Zigarettenrauch, aber auch der trockenen Heizluft sind für die Schleimhäute dagegen sehr ungünstig. In unserer gegenwärtigen Zeit ist vor allem im Winter eine Licht- und Luftbehandlung notwendig. Insofern wäre bei infektanfälligen Kleinkindern mit HNO-Problemen ein zweiwöchiger Aufenthalt auf den Kanarischen Inseln in der Zeit zwischen Dezember und März heilsam – nirgendwo sonst in Europa gibt es in der Jahreszeit ein derart heilkräftiges Klima.

Phimose – ist das schlimm?

Die Vorhaut ist kein überflüssiges Organ, das einfach folgenlos entfernt werden kann oder nach manchen Vorstellungen gar entfernt werden muss. Sie weist um die 20 000 Nervenendigungen auf, schützt die sehr empfindliche Eichel vor Austrocknung und Verhornung, erhält die Sensibilität der erogenen Zonen des Penis und hat daher eine große Bedeutung für die männliche Sexualität.

Unnötige »Vorhautlösungen«

Unter einer Phimose (vom gleichbedeutenden griechischen *phímosis*, wörtlich »Verschließen, Verengung«), einer Vorhautverengung, versteht man eine krankhafte narbige Veränderung der Vorhaut, die das Zurückstreifen der Vorhaut über die Eichel verhindert und im Extremfall auch den Harnfluss behindert. Davon zu unterscheiden ist die normale (»physiologische«) Vorhautverengung, die mit einer solchen krankhaften Phimose gar nichts zu tun hat, aber häufig mit ihr verwechselt wird, auch von Ärzten. Bei fast allen Neugeborenen bedeckt die Vorhaut die Eichel vollständig und ist mit dieser verklebt. Nur mit Gewalt ließe sie sich zurückschieben. Die dabei entstehenden Einrisse und Wundflächen können dann zu einer echten, entzündlichen und schließlich narbigen Phimose führen.

Solche »Vorhautlösungen« werden häufig und völlig grundlos vorgenommen. Dabei löst sich die Vorhaut in den allermeisten Fällen schon bis zum Schulalter von allein. Selbst bis zur Pubertät besteht gar kein Grund, an der Vorhaut zu manipulieren, solange der Harnstrahl ungestört ist. Lediglich wenn sich die Vorhaut ohne Schwierigkeiten zurückstreifen lässt, kann man etwa ab dem Schulalter die Jungen anhalten, dies unter der Dusche oder in der Badewanne zu tun, um die weißlichen Absonderungen – »Smegma« genannt (griechisch für »Schmieren, Reiben«) – zu entfernen, damit sie sich nicht übelriechend zersetzen. Keinesfalls soll die Mutter regelmäßig am Genital ihres Kleinkindes manipulieren. Allenfalls ist es Aufgabe des Vaters, sich mit der Vorhaut seines Sohnes zu beschäftigen, dafür hat er bei der Periode seiner Tochter nichts zu melden.

Es gibt nur wenig Ausnahmefälle, in denen eine Maßnahme notwendig ist: eine Störung des Harnflusses mit Aufblähen der Vorhaut, Pressen beim Urinieren und dünnem Harnstrahl, eine Narbenbildung, entweder durch unsachgemäße Manipulationen oder eine Erkrankung wie Lichen sclerosus, bei Jugendlichen Schmerzen bei der Erektion. Ganz selten gibt es mal eine sogenannte Paraphimose, die ebenfalls eine Operationsindikation darstellt: Hier wird die Eichel durch die zurückgezogene Vorhaut eingeschnürt.

Die Beschneidung

Das Abschneiden der Vorhaut – die Beschneidung – ist einer der weltweit am häufigsten durchgeführten operativen Eingriffe. Nur in Ausnahmen gibt es dafür eine medizinische Indikation, in der Regel wird sie aus religiösen und kulturellen Beweggründen vorgenommen. Unter großem Protest der Kinderrechtler und auch der Kinder- und Jugendärzte trat Ende 2012 der Paragraph 1631d BGB in Kraft, der erlaubt, ein nicht einwilligungsfähiges männliches Kind auch ohne medizinische Indikation an der Penisvorhaut beschneiden oder sie ganz entfernen zu lassen. So heißt es, dass die Personensorge das Recht umfasst, in eine medizinisch nicht erforderliche Beschneidung des nicht einsichts- und urteilsfähigen männlichen Kindes einzuwilligen, wenn diese nach den Regeln der ärztlichen Kunst durchgeführt werden soll. In den ersten sechs Monaten nach der Geburt des Kindes dürfen auch von einer Religionsgesellschaft dazu vorgesehene Personen Beschneidungen durchführen, wenn sie dafür besonders ausgebildet und, ohne Arzt zu sein, dafür befähigt sind.

Dem Gesetz vorangegangen war der kulturell-religiös motivierte politische Wille, eine Beschneidung in Grenzen zu gestatten, nachdem zuvor die Beschneidung als Körperverletzung eingestuft worden war, die weder aus religiösen Gründen noch als Wunsch der Eltern gerechtfertigt und nicht zum Wohle des Kindes sei. Nach Protesten muslimischer und jüdischer Gläubiger beauftragte der Bundestag im Juli 2012 die Bundesregierung, ein Erlaubnisgesetz vorzulegen, um eine medizinisch fachgerechte Beschneidung von Jungen zuzulassen. So verletzt die Beschneidung nach gültiger Rechtsprechung, die vor den religiösen Gruppierungen eingeknickt ist, nicht das Kindeswohl, obwohl klar ist, dass eine medizinisch nicht notwendige Beschneidung das Recht des Kindes auf körperliche Unversehrtheit, das Persönlichkeitsrecht und die Religionsfreiheit beeinträchtigt – ein Unding!

Es ist zu fordern, dass Sorgeberechtigte und Religionsgemeinschaften von sich aus auf diesen Eingriff verzichten sollten, wie es das Grundgesetz fordert, nicht nur bei Mädchen, bei denen dieses Thema sehr viel mehr Proteste und öffentliche Stellungnahme verursacht. Ein ritueller Akt kann auch symbolisch begangen werden. Schließlich heißt es in Bibel und Koran, dass der Mensch so, wie er geschaffen ist, gut und richtig beschaffen ist und keiner Korrekturen bedarf.

Wenn eine Beschneidung aus medizinischen Notwendigkeiten erfolgen muss, sollte sie möglichst vorhauterhaltend durchgeführt werden, nicht radikal amputieren. Zuvor sollte aber immer eine häufig erfolgreiche lokale Salbenbehandlung eingesetzt werden.

Ähnlich wie die Vorhautverklebung ist bei Mädchen die Schamlippenverklebung (Labiensynechie) zu werten: als ein ganz normaler Schutzmechanismus, der sich immer spätestens in der Pubertät von allein löst. Auch hier werden oft unnötige Eingriffe vorgenommen. Mit geschlechtshormonhaltigen Cremes lässt sich der spontane Lösungsprozess beschleunigen, aber auch das ist unnötig. Es besteht Einigkeit darin, dass eine weibliche Beschneidung, die in verschiedenen Arten praktiziert wird, völlig inakzeptabel ist. Es wäre sehr zu wünschen, dass sich diese Einstellung auch bei Jungen durchsetzt, zum Erhalt der Intaktheit und Unversehrtheit ihres Geschlechtsteils.

Ringelröteln – ist das schlimm?

Eine meist asymptomatische Infektion

Ringelröteln (Erythema infectiosum, auch *fifth disease* [»fünfte Krankheit«] genannt) ist eine verbreitete ansteckende Krankheit, die durch das Parvovirus B19 hervorgerufen wird und mit Röteln außer dem Namen nichts gemein hat. Meist verläuft die Infektion asymptomatisch, also ohne Krankheitszeichen. Nur ein Teil der Infizierten zeigt den typischen Hautausschlag, der aber erst auftritt, wenn die Ringelröteln gar nicht mehr ansteckend sind. Insofern nützt die gestellte Diagnose zum Umgang mit Ringelröteln, etwa Fernbleiben von Gemeinschaftseinrichtungen, gar nichts mehr, weil die Krankheit dann schon überwunden ist.

Die Inkubationszeit dauert knapp ein bis drei Wochen; ansteckend sind Ringelröteln etwa fünf bis zehn Tage, sodass die Ansteckungsgefahr vor dem Auftreten von Symptomen am größten ist. Der typische Ausschlag betrifft zuerst die Wangen, die unter Aussparung der Nase-Mund-Partie stark gerötet sind: Das Kind sieht aus wie geohrfeigt, daher der englische Name *slapped cheek disease* (»Ohrfeigenkrankheit«). Dann treten an den Oberarmen, Schultern und den Oberschenkeln girlandenartige ringelige Rötungen auf, die der Krankheit den Namen gegeben haben. Sie wechseln in ihrer Intensität, kommen und gehen und können viele Wochen anhalten. Erwachsene Patienten klagen gelegentlich über Gelenkbeschwerden.

Gefahr für Schwangere

Eigentlich wären somit die Ringelröteln eine »Nicht-Krankheit«, wenn nicht die seltene Komplikation aufträte, dass eine Schwangere erkrankt und das Ungeborene im Mutterleib infiziert wird. Dann kann es vor allem im mittleren Drittel der Schwangerschaft zu einer Störung der Blutbildung kommen, die zu Blutarmut führt und das Kind im Mutterleib schwer erkranken oder absterben lassen kann.

Daher sollten Frauen im gebärfähigen Alter die Ringelröteln möglichst durchgemacht haben, was in den allermeisten Fällen, wenn auch häufig unbemerkt, erfolgt ist. Durch eine Blutuntersuchung lässt sich eine Empfänglichkeit für Ringelröteln ausschließen. Eine Impfung gibt es nicht, und wenn eine Erkrankung in der

Umgebung der Schwangeren festgestellt wird, ist es zu spät, weil die mögliche Ansteckung längst erfolgt ist. Dann ist es nur noch möglich, den Fetus mit wöchentlichen Ultraschallkontrollen nach Hinweisen auf Blutarmut zu untersuchen. Falls diese auftritt, wird heute mit intrauterinen Bluttransfusionen erfolgreich versucht, das Leben des Kindes zu erhalten.

Die Schwangere ohne Ringelrötelnschutz lebt somit in ständiger Angst, sich infizieren zu können, aber sie kann sich nicht wirklich davor schützen, weil Virusträger und -verbreiter gar nicht krank sind. Daher gilt es weiterhin, dass es gut ist, in der Kindheit die eine oder andere Erkrankung durchgemacht zu haben, um später im Leben davor geschützt zu sein.

Scharlach und Streptokokken – ist das schlimm?

Streptokokken-Infektionen bei Kindern sind außerordentlich häufig. Es handelt sich um eine Infektion durch die sogenannten »Betahämolysierenden Streptokokken der Gruppe A«, die sich unter dem Bild des klassischen Scharlachs, einer Halsentzündung (»Streptokokken-Angina«) oder einer Hautinfektion (Borkenflechte, Impetigo) zeigt. Der Erregernachweis erfolgt durch eine Bakterienkultur, weil diese aber mehrere Tage dauert, haben sich Schnelltests durchgesetzt, mit denen man in wenigen Minuten den Nachweis von Streptokokken führen kann. Dadurch haben sie in den kinderärztlichen Praxen eine weite Verbreitung erfahren.

Der Nachteil dieser Tests ist der, dass sie lediglich den Nachweis erbringen, dass Streptokokken da sind, aber nicht feststellen können, ob diese auch für die Erkrankung verantwortlich sind, derentwegen das Kind untersucht wird. Es gibt nämlich auch eine harmlose Besiedlung der Schleimhäute mit diesen Streptokokken, und manche Menschen sind sogenannte Streptokokkenträger, das heißt, dass sie diese Bakterien im Nasen-Rachen-Raum beherbergen, ohne selbst daran erkrankt zu sein.

Der Schrecken der Seuche

Der durch Streptokokken-Infektion verursachte Scharlach war früher eine sehr gefürchtete Erkrankung, vor allem der sogenannte toxische Scharlach, das rheumatische Fieber und die Nieren- und Herzbeteiligung. Heute verläuft der Scharlach in der Regel ganz mild, die Ursachen dafür sind völlig unbekannt. Gäbe es eine Impfung gegen Scharlach, würde man diesen Umstand der Impfung zuschreiben – es gibt aber keine, was nicht heißt, dass in der Vergangenheit nicht schon verschiedentlich Versuche unternommen worden wären, eine Impfung zu entwickeln.

Schon Mitte des vorigen Jahrhunderts konstatierten die Lehrbücher für Kinderkrankheiten, dass der Scharlach seinen Schrecken verloren hat. Dennoch war damals ein sechswöchiger Krankenhausaufenthalt die Regel. Als ich Anfang der sechziger Jahre zur Erstkommunion ging, erkrankte eines der Kinder meiner Gruppe am Scharlach. Er wurde auf die Isolierstation der örtlichen Kinderabteilung verlegt, man konnte ihm, wenn man ihn besuchen wollte, nur von außen durch die Scheibe zuwinken. Die Spielsachen, die wir ihm als fromme Christenmenschen reichlich zukommen ließen, wurden verbrannt, als er nach sechs Wochen entlassen wurde. Das fanden wir besonders traurig, aber auch spannend. Natürlich gab es damals schon lange Penicillin, und nach heutigen Vorstellungen hätte er wohl nach einem Tag Behandlung bereits wieder die Schule besuchen dürfen!

Anfang der siebziger Jahre brach Scharlach in meiner Internatsschule aus. Die Schule musste geschlossen werden, alle Kinder wurden nach Hause geschickt und mit Penicillin behandelt – als Umgebungsprophylaxe. Außerdem sollten wir uns ständig die Hände desinfizieren und waren daheim in die innere Emigration verbannt.

Eigenschaften und Verlauf

Die typische Scharlacherkrankung betrifft ältere Kindergarten- und jüngere Schulkinder. Die Inkubationszeit beträgt zwei bis fünf Tage, übertragen werden die Erreger durch Tröpfcheninfektion. Scharlach fängt mit Bauchschmerzen, Fieber, Unwohlsein und einem Krankheitsgefühl an. Schluckbeschwerden und schmerzhafte Lymphknotenschwellungen im Kieferwinkel kommen dazu. Das Gesicht ist rotwangig mit einem typischen blassen Mund-Nasen-Dreieck. Man sieht einen inneren Ausschlag (Enanthem) der Gaumenschleimhaut von tiefroter Farbe mit roten Sprenkeln des weichen Gaumens. Dabei besteht ein süßlicher, charakteristischer Mundgeruch, an dem allein der Fachmann schon die Streptokokken riechen kann. Die Zunge ist zunächst dick weiß belegt, von den Rändern her löst sich nun der Belag ab, bis sie ganz glatt und rot glänzt – die erhabenen Geschmacksknospen der Zunge geben dann den typischen Aspekt der bekannten Himbeerzunge, die aber kein Frühsymptom ist, sondern sich erst entwickelt. Der Ausschlag fängt meist in der Leiste an: ein feiner, rauer, sich raspelig anfühlender roter Ausschlag, der sich dann über den Körper ausbreitet. Nach zehn, vierzehn Tagen kann es zu einer Hautschuppung an Händen und Füßen kommen, wobei sich die Haut in Lamellen ablöst. Nicht selten wird bei leichten Verläufen der Scharlach erst nachträglich anhand der Hautschuppung diagnostiziert, wenn die eigentliche Erkrankung schon vorbei ist.

Komplikationen

Früher sagte man, der Scharlach lecke die Gelenke und beiße das Herz. Damit waren die gefürchteten Nacherkrankungen gemeint, zunächst das rheumatische Fieber, die Poststreptokokken-Nierenentzündung und schließlich die rheumatische Herzerkrankung, rheumatische Endokarditis. Letztere war früher und ist heute noch in armen Ländern die wichtigste Ursache erworbener Herzklappenfehler. Bei diesen vier bis sechs Wochen nach der Erkrankung auftretenden Komplikationen handelt es sich um eine immunologische Erkrankung, also eine Fehlreaktion des Immunsystems unbekannter Ursache. Naturgemäß kann auch eine antibiotische Behandlung davor nicht schützen. Diese Komplikationen sind heute eine Rarität.

Der Sonderfall einer vorbeugenden Behandlung bei Vorliegen eines Herzfehlers wird hier nicht berücksichtigt. Wenn auch dazu in den letzten Jahren eine weit zurückhaltendere Einstellung zu konstatieren ist, müssen in diesem Zusammenhang die Empfehlungen des betreuenden Kinderherzspezialisten gelten.

Was kann man tun?

Die Behandlungsnotwendigkeit ergibt sich nicht aus dem Keimnachweis, sondern aus dem Zustand des Patienten, seiner Leidensfähigkeit, den Lebensumständen und, im Sinne der gemeinsamen Entscheidungsfindung, den Wünschen der Familie.

Der Scharlach lässt sich immer noch sehr gut mit einfachem, klassischem Penicillin behandeln. Breiter wirkende Antibiotika werden, außer bei Penicillinallergie, nicht empfohlen, da es keine Resistenzen gibt und ein breiteres Wirkungsspektrum unnötig ist. Bis vor Kurzem hielt man eine zehn- bis vierzehntägige Behandlung für unabdingbar, die letzten Empfehlungen kommen mit sieben Tagen Therapie aus. Weil der Krankheitsverlauf derzeit so milde ist und die Streptokokken-Infektionen in der Regel rasch von allein ausheilen, wurde der Wert einer antibiotischen Behandlung in letzter Zeit infrage gestellt. Die Deutsche Gesellschaft für pädiatrische Infektologie (DGPI) führte vor Jahren eine Studie durch, bei der verschiedene Antibiotika und diverse Therapiedauern gegeneinander getestet wurden, um zu sehen, welche Behandlung die geeignetste sei und Komplikationen am zuverlässigsten verhindere. Leider, und das macht die Studie uninteressant, traute man sich nicht, eine mit einem Placebo (siehe Seite 37) behandelte Kontrollgruppe mitzuführen. Im Ergebnis zeigte sich jedoch, dass überhaupt keine Post-Streptokokken-Erkrankungen auftraten – unter keiner der verschiedenen Behandlungsregime.

Die Streptokokken-Erkrankungen werden heute lediglich wegen der deutlich reduzierten Ansteckungsgefahr behandelt und nicht zur Verhinderung von Folgeerkrankungen. Für die Krankheitsdauer spielt die Behandlung kaum eine Rolle. Deshalb folgerte die DGPI in der 5. Auflage ihres Handbuchs: »Wenn die verkürzte Ansteckungsdauer vernachlässigt werden könnte und wenn der Patient auf die gering verkürzte Leidensdauer verzichtet, könnte bei gesicherter Nachuntersuchung im Einzelfall auch ohne Antibiotika behandelt werden.«[23] In der Folgeauflage von 2013 wird zwar das Für und Wider einer antibiotischen Behandlung noch kritischer diskutiert, die Ausformulierung eines Therapieverzichts fehlt jedoch. Es heißt da, dass die Strep-A-Tonsillopharyngitis *in der Regel* mit Antibiotika behandelt werde.[24] Als ich die Herausgeber darauf aufmerksam machte, dass ich die Nichtbehandlung unkomplizierter Streptokokken-Infektionen mit dem oben zitierten Satz aus der 5. Auflage gut begründen konnte und bedaure, dass in der 6. Auflage dieser Hinweis fehlt, erhielt ich zur Antwort:

> »Sie sprechen zu Recht an, dass man die Behandlungsoption ›keine antibiotische Therapie‹ hätte konkreter formulieren können. Der von Ihnen zitierte Satz aus der 5. Auflage wird natürlich quasi impliziert, wenn geschrieben steht: ›… wird in der Regel mit Antibiotika behandelt‹ und man dann die Vorteile, aber auch die möglichen Nachteile aufzählt. Aber Sie haben vollkommen recht, die konkrete Entscheidung ›Nichtbehandlung‹ wird vielleicht nicht explizit genug genannt. Inhaltlich wird allerdings kein Unterschied zur Aussage in der 5. Auflage gemacht.«

Wenn ich in der Regel die Streptokokken-Erkrankungen nicht antibiotisch behandle, liegt der Grund darin, dass ich mir davon erhoffe, dem Patienten die häufigen und zahlreichen Rezidive zu ersparen. Wir sehen täglich Kinder, die schon viele Male wegen »Scharlach« antibiotisch behandelt wurden, oft so früh, dass sie bei den allerersten Krankheitszeichen einen Abstrich bekamen und sofort Penicillin nehmen mussten, sodass das Immunsystem überhaupt keine Gelegenheit hatte, selbst mit der Erkrankung fertigzuwerden. Wenn es denn möglich ist, das Kind ein, zwei Wochen zu Hause zu lassen, würde ich diesen Weg allemal vorziehen. Wegen der begrenzten Zeit, die heute für die Betreuung kranker Kinder zur Verfügung steht, zwingen die Umstände allerdings zu einer Behandlung, mit der man sich aber durchaus Zeit lassen kann. So rezeptiere ich zwar das Penicillin, aber mit dem Rat, es nicht zu geben und nur dann anzuwenden, wenn es zu einer Verschlechterung des Krankheitsbilds kommt. Man muss sich bei einer Behandlung aber auch überlegen, ob es wirklich sinnvoll ist, das Kind, was zuvor noch so krank war, nach 24 Stunden wieder in den Kindergarten oder in die Schule zu schicken.

Wiederholte (rezidivierende) Streptokokken-Erkrankungen

Während die einen auch in Epidemiezeiten nie an Scharlach erkranken, gibt es andere, die ständig mit Scharlach oder Streptokokken-Erkrankungen zu tun haben. Hier liegen, ähnlich wie früher bei den Komplikationen, individuelle immunologische Schwachpunkte vor – oder ganz banal eine zu frühe Behandlung. Die Indikationsstellung zur antibiotischen Behandlung, die vor allem im Not- oder Vertretungsdienst oft sehr leichtfertig gestellt wird, weil man ja den Patienten und die Präferenzen der Familie nicht so gut kennt, stellt nämlich die Weichen für das weitere Vorgehen. Denn nach den international üblichen sogenannten Paradise-Kriterien wird die Indikation zur Mandelentfernung (Tonsillektomie) von der Zahl der durchlebten Streptokokken-Infektionen abhängig gemacht: Bei sieben Episoden in den letzten zwölf Monaten oder fünf pro Jahr in den letzten zwei Jahren steht dann die Operation an. Wenn aber die Zahlen gar nicht stimmen, weil ein bloßer Keimnachweis behandelt wurde, stimmt auch die Operationsindikation nicht. So bleibt die Hoffnung, dass sich ein etwas entspannterer Umgang mit den Streptokokken-Infektionen durchsetzt, denn so schlimm sind sie derzeit nicht.

Meldepflicht

Eine allgemeine Meldepflicht für Streptokokken-Erkrankungen besteht nach dem Infektionsschutzgesetz (ISG) nicht. Da es aber Ländersache ist, eigene Vorschriften zu erlassen, sind in manchen Bundesländern die Erkrankung oder der Tod durch Scharlach meldepflichtig. Nach Paragraph 34 ISG dürfen an Scharlach und Streptokokken erkrankte oder verdächtigte Personen Gemeinschaftseinrichtungen nicht besuchen. Auch in Österreich unterliegen Erkrankungs- und Todesfälle an Scharlach der Anzeigepflicht. Das macht dann einen nicht wirklich angezeigten Streptokokkentest noch fragwürdiger, denn wie soll man nun mit einem positiven Ergebnis eines gesunden Streptokokkenträgers umgehen? Einfach ignorieren kann man es nicht. Darum gilt, wie bei allen Laboruntersuchungen, die Frage, wie relevant das Ergebnis für den Patienten ist und wie man mit dem Ergebnis umgehen wird. Diese Frage muss man sich zuvor stellen, bevor erst eine Lawine losgetreten wird: panische Reaktionen von Eltern und Betreuern, Meldung, Isolierung und so weiter.

Schnupfen – ist das schlimm?

Behinderte Nasenatmung, Schnupfen und Dauer-»Rotznase« sind ein wichtiges Thema in der kinderärztlichen Praxis. Je nach Alter kann der Umgang damit sehr unterschiedlich sein.

Aufgaben der Nase und der Nasenatmung

Die Nase dient, von der wichtigen Riechfunktion einmal abgesehen, dazu, die Atemluft zu erwärmen, zu befeuchten und zu reinigen, bevor sie in die Lunge eingesaugt wird. Eine intakte Nasenatmung schützt die Lunge davor, diese Aufgaben selbst erfüllen zu müssen, hält Fremdkörper, aber auch kleine Schwebeteilchen wie Staub und Pollen davon ab, direkt in die Lunge zu geraten, und mindert den Flüssigkeitsverlust durch die Atmung, weil sie eine Art Rückbefeuchtungssystem darstellt: Die bei der Einatmung eingesaugte Luft wird in der Nase angefeuchtet und gibt beim Ausatmen diese Feuchtigkeit wieder an die Nasenschleimhaut ab. Frische Luft ist gegenüber der Raumluft wesentlich feuchter, insbesondere in der Heizperiode, und einer der Gründe, warum der Aufenthalt draußen, eine gute Raumlüftung sowie das Schlafen bei offenem Fenster so gesundheitsförderlich sind.

Besonders tabakrauchgeschwängerte Luft ist für die Schleimhäute und ihre Schutzfunktion äußerst schädlich, aber auch jede andere Form von Luftverschmutzung. In den weltweit wachsenden Megastädten ist das ein zunehmendes Problem, dem man nicht entkommen kann und das verheerende Folgen für die Atemwege hat. Zigarettenrauch in geschlossenen Räumen, insbesondere auch im Auto, ist im Augenblick aber noch der wichtigste Innenraum-Giftstoff.

Behinderte Nasenatmung bei jungen Säuglingen

Bei Neugeborenen und jungen Säuglingen ist die Behinderung der Nasenatmung ein häufiger Anlass zum Arztbesuch. Dazu muss man wissen, dass Säuglinge nur durch die Nase atmen und deswegen Sekret oder Flüssigkeit in der Nase zu sehr aufregend erscheinenden Geräuschen Anlass geben. Junge Eltern sind davon häufig irritiert und suchen Hilfe. Es ist aber etwas ganz Normales und hört sich viel bedrohlicher an, als es ist. Selbst wenn die Nase wirklich ganz verlegt wäre, könnte nichts passieren: Dann schreit das Baby und atmet durch den Mund. Die vermeintliche Erstickungsgefahr besteht nicht. Ganz falsch wäre es, das Baby unter dem Verdacht einer Erkältung noch wärmer einzupacken; dann nimmt das Geschnaufe nur noch zu, und es besteht die Gefahr einer Überwärmung (siehe Seite 50). Man kann nicht oft genug betonen, wie wichtig es ist, dass Babys nicht zu warm eingepackt werden.

Was man bei behinderter Nasenatmung machen kann, ist, für kühle, frische Atemluft zu sorgen und die Nase feucht zu halten, wenn sie sehr trocken und das Sekret eingetrocknet ist. Dazu eignet sich sehr gut Muttermilch oder Kochsalzlösung (siehe unten). Die Heizluft im Winter ist oft sehr trocken und verbraucht, dann ist es besonders wichtig, die Schleimhäute feucht zu halten. Praktisch geht man so vor, dass die Mutter ein wenig Milch auf ein Löffelchen abspritzt und man diese dann mit einer Nasentropfenpipette oder einer kleinen Spritze in die Nase gibt. Jedes Kind in jedem Alter wird mit seiner »Rotznase« von allein fertig, lediglich die Geräuschkulisse ist das, was mehr das Umfeld stört als das Kind.

Die »Rotznase«

Ältere Kinder haben häufig eine solche sprichwörtliche »Rotznase«, und ich pflege dazu zu sagen, dass man Kinder »Rotznasen« nennt, weil sie eine haben. Normalerweise wird das Nasensekret durch die feinen Flimmerhärchen der Nasenschleimhaut nach hinten in den Nasen-Rachen-Raum befördert und von dort verschluckt und verdaut. Man muss keine Angst haben, dass sich der Schleim »festsetzt« und zu Nebenhöhlenentzündungen führt, wie häufig vermutet wird. Auch das »Hochziehen« der Nase ist alles andere als schädlich, weil es das Sekret in die richtige Richtung, nämlich in den Nasen-Rachen-Raum zieht, von wo es verschluckt wird. Allerdings ist das »Nasehochziehen« manchmal etwas unappetitlich – die »Rotznase« allerdings auch.

Bei einer sehr starken Verschleimung führt der verschluckte Schleim manchmal zu glasig-schleimigem Erbrechen. Je jünger die Kinder sind, umso leichter übergeben sie sich. »Schleimlöser« können das verstärken und sind daher nicht nur unnötig, sondern kontraproduktiv (siehe Seite 76).

Ein wichtiger Grund für eine »Rotznase« und dauernd behinderte Nasenatmung bei Kleinkindern zwischen zwei und vier Jahren sind Lymphknoten, die den Nasen-Rachen-Raum verstopfen, die sogenannten Polypen oder Adenoide. Dann kann das Nasensekret nicht nach hinten abfließen, sondern nur nach vorn; oder es gibt einen »Stockschnupfen« mit offen stehendem Mund wegen der dann nötigen Mundatmung. Weil das Hauptproblem der Polypen das Hören und die Ohren betrifft, wird das Thema bei den Ohrenschmerzen (Seite 168) behandelt.

Mit zunehmendem Alter der Kinder spielen auch Allergien bei chronischen Nasenschleimhautproblemen eine Rolle, in erster Linie die Überempfindlichkeit gegenüber Hausstaubmilben, Gräsern sowie Sträuchern und Bäumen (siehe auch das Thema »Allergie«, Seite 126).

Was kann man tun?

Das hängt von den genannten Ursachen ab. Am wichtigsten ist kühle, saubere, feuchte Atemluft. Abschwellende Nasentropfen können kurzfristig helfen, sollten aber mit Bedacht angewendet werden. Sie wirken über eine Gefäßverengung schleimhautabschwellend, tun aber auf Dauer der Schleimhaut nicht gut, die sich außerdem daran gewöhnt. Sie sollten deshalb allenfalls kurzzeitig gegeben werden. Neben einfacher Koch- oder Meersalzlösung (0,9 Prozent) können auch leicht hypertone Salzlösungen Anwendung finden. Sie können eingetropft oder inhaliert werden. Eine derartige Inhalationsbehandlung ist grundsätzlich positiv, darf aber kein Ersatz für einen Spaziergang bei Wind und Wetter sein. Auch der Besuch einer Saline oder einer Salzkammer ist für die Schleimhäute gut, besser noch ist aber ein Spaziergang im Sturm am Meer. Feuchtes kaltes Wetter ist gar kein Grund, nicht nach draußen zu gehen, ganz im Gegenteil: Auch das ist eine Inhalationsbehandlung. Es spricht im Übrigen nichts dagegen, im Dunkeln spazieren zu gehen. Ein Abendspaziergang an der frischen Luft ist auch im Winterhalbjahr möglich.

Ein Aufenthalt am Meer tut vielen schleimhautanfälligen Kindern gut und ist der Grund für die verbreiteten Kinderkuren am Meer. Sie gehen auf Friedrich Wilhelm Beneke (1824–1882) zurück, einen Badearzt aus Bad Nauheim und Professor in Marburg, der 1855 ein Buch *Über die Wirkung des Nordsee-Bades* veröffentlichte. Zur Erforschung der Heilwirkung des Nordseeklimas hatte er von 1881 bis 1882 mit 53 Patienten im Alter von 3 bis 49 Jahren auf der Insel Norderney überwintert. Im selben Jahr eröffnete er das heute noch bestehende Seehospiz auf Norderney, und diese Behandlungsmethode nahm einen bis dato ungebrochenen Aufschwung. Viele Mutter-Kind-Kureinrichtungen und Asthma- und Atemwegskliniken befinden sich an der See, Müttergenesungswerk und Krankenkassen unterstützen diese Maßnahmen. Es geht aber mehr um das

Heilklima als um spezielle Anwendungen, und so können auch die Eltern das Heilklima nutzen, entweder als »offene Bäderkur« mit Zuschuss der Krankenkasse oder ganz privat.

Für eine heilklimatische Anwendung eignet sich eher ein raueres Klima mit Kühle und Wind, etwa die Nord- oder Ostsee oder die Atlantikküste, weniger die südländischen Strände, an denen es im Sommer sehr heiß und stickig ist. Diese sind dann eher im Winter oder in der Vor- und Nachsaison zu empfehlen. Die Kanarischen Inseln als Inseln des ewigen Frühlings sind, vor allem im Winterhalbjahr, besonders zu empfehlen. Es wäre sinnvoll, wenn im Rahmen der Europäischen Gemeinschaft hier grenzüberschreitende Lösungen zur Finanzierung von Kinderkuren möglich wären.

Übelkeit – ist das schlimm?

»Mir ist immer so schlecht«

Das oft nicht näher zu bestimmende Symptom »Übelkeit« bei Jugendlichen hat häufig keinen somatischen Krankheitswert, sondern ist als existenzielle Krise im Rahmen der Pubertätsentwicklung als ein Leiden am Leben zu sehen, verschärft durch Anforderungen wie Schule, häusliche Probleme oder sozialen Druck. Weitergehende medizinische Abklärungsversuche bleiben nicht nur ergebnislos, sondern sind in der Regel kontraindiziert, da sie zu einer Fixierung einer körperlichen Erkrankung führen, wenn die Jugendlichen mit der Diagnose einer vermeintlichen Erkrankung etikettiert werden oder gar eine Behandlung deswegen erhalten.

In der Praxis sehen wir häufig Schulkinder, die wegen unklarer Übelkeit in aller Regel akut und ohne Termin von den besorgten oder genervten Eltern mit dem Wunsch nach gründlicher Untersuchung und der nachdrücklichen Forderung nach einer Blutuntersuchung vorgestellt werden. Die Vorgeschichte ist meist unergiebig, die Symptomatik kann nicht näher beschrieben werden, und die wortkargen Jugendlichen antworten recht monoton: »Musst du erbrechen?« – »Nein, aber mir ist immer so schlecht.« – »Hast du Durchfall?« – »Nein, aber mir ist immer so schlecht.« – »Hast du Bauchweh?« – »Nein, aber mir ist immer so schlecht.« – »Schläfst du gut?« – »Ja, aber mir ist immer so schlecht.« – »Fehlst du oft in der Schule?« – »Nein, aber mir ist immer so schlecht.« – »Was meinst du denn mit ›immer so schlecht‹?« – »Kann ich auch nicht genau sagen, aber mir ist immer so schlecht.«

Die Mutter verdreht schon die Augen, sie ist hilflos, hatte sie doch erwartet, dass der Arzt auch ohne nähere und bestimmtere Angaben sofort merkt, was los ist: »Sie sind doch der Arzt …«

Was verursacht die Übelkeit, und warum ist sie so schlecht beschreibbar?

Eine mögliche Antwort finden wir in der Literatur: *La Nausée* (»Die Übelkeit«, auf Deutsch mit dem Titel *Der Ekel*) ist der 1938 erschienene Hauptroman des Existenzialismus von Jean-Paul Sartre (1905–1980). Darin geht es um die individuelle Welterfahrung des Erzählers in der Welt der Erwachsenen: ihre Sinnlosigkeit, ihre hohlen Begrifflichkeiten und ihre leeren Strukturen. Die Ursache seiner Übelkeit, des Ekels, ist die Zufälligkeit und vielleicht auch die Sinnlosigkeit des Lebens und unser aller Existenz.

Nach Sartres Kontingenztheorie ist das menschliche Leben ein Zufallsprodukt und hat keine Sinngebung durch übergeordnete Instanzen. Diesen harten Stoff zu verdauen ist eine der wesentlichen Entwicklungsaufgaben. Haben wir nicht alle damit zu kämpfen, überfällt uns nicht auch oft die Übelkeit angesichts täglicher Routinen und Belastungen, Ärgers und Sinnlosigkeit? Uns Erwachsenen ist der Weg in die offensichtliche Verkörperlichung (Somatisierung), die wir bei Kindern und Jugendlichen so unverblümt wahrnehmen, durch unsere Einsicht und unser Wissen weitgehend versperrt oder nur in undurchschaubarer Form erkennbar und zeigt sich in der beängstigenden Zunahme von körperlichen und seelischen Dauererkrankungen wie chronischen Schmerzzuständen, Burn-out oder Depressionen.

Was ist zu tun?

Bei einem sonst normal erscheinenden Kind sind nach einer Sozialanamnese, nach dem Gewinnen eines Bildes zur psychischen Situation des Jugendlichen, einer orientierenden körperlichen Untersuchung sowie der Frage nach den Körperfunktionen keine weiteren medizinischen Untersuchungen sinnvoll. Vor allem bei Jugendlichen ist es unabdingbar, mit ihnen allein zu sprechen, also die Eltern ins Wartezimmer zu schicken. In der Akutsprechstunde ergibt sich oft nicht die Gelegenheit, vorsichtig weiter zu forschen. Dennoch muss die Konsultation möglichst genutzt werden, weil die Jugendlichen vereinbarte spätere Besprechungstermine in aller Regel nicht wahrnehmen, weil sich das Thema entaktualisiert hat.

Wenn montags morgens ein Kind akut wegen Bauch- oder Kopfweh oder Übelkeit in die Praxis kommt, ist es kein guter Rat, angesichts der vollen Sprechstunde mal eben schnell eine Blutuntersuchung vorzunehmen, damit »etwas« gemacht und Zeit gewonnen wird. Zwar geht eine Blutabnahme schneller, als ein vertrauensvolles Gespräch zu führen, und gibt die Gelegenheit, zu einem späteren Termin eine »Besprechung der Laborergebnisse« auszumachen. Aber derartige »diagnostische Rundumschläge« erweisen sich oft als schlechter Rat, denn solche »Werte« zu erheben führt nur auf falsche Fährten eines vermeintlichen Eisen- oder Vitamin-D-Mangels oder einer »Schilddrüsenunterfunktion« und damit zu chronischer Pathologie. Wir sollten uns mit anderen »Werten« als Laborwerten beschäftigen: Wichtiger und gesundheitsfördernder ist, dem Jugendlichen und seinen Eltern klarzumachen, dass erstens Gesundheit nicht beweisbar ist und zweitens eine Laboruntersuchung in aller Regel eine Kontrolle bedingt. Das führt aber zu einer Fixierung auf ein vermeintliches medizinisches Problem und hat einen verheerenden Effekt im Sinne einer Medikalisierung der Jugend. Wollen wir jedoch im besten Sinne gesundheitsfördernd, salutogenetisch handeln, müssen wir diese Symptomatik in einem anderen Licht betrachten.

Warzen – ist das schlimm?

Hände weg von den Warzen!

Warzen sind relativ weit verbreitet, sie gelten als hässlich und sind störend. Zuweilen werden sie sogar mit »Hexenwerk« assoziiert. Sie sind ein häufiger Konsultationsgrund in der Praxis, dabei handelt es sich um eine harmlose Infektion durch Warzenviren, die sich lokal in der äußeren Hautschicht abspielt und deswegen das Immunsystem nicht aktiviert. Wenn das Immunsystem nicht beeinträchtigt wird, ist die Infektion selbstbegrenzend und bedarf keiner Therapie, da die narbenlose Spontanheilungsrate sehr hoch ist: Bei etwa zwei Dritteln der Kinder kommt es zu einer Rückbildung innerhalb von zwei Jahren. Diese Tatsache rechtfertigt auf jeden Fall eine abwartende Haltung bei Warzen, sofern sie nicht zu erheblichen Beschwerden führen.

Es gibt ein unüberschaubares Spektrum an Behandlungsangeboten. Wenn man sich doch zu einem therapeutischen Vorgehen entscheidet, muss man wissen, dass keine der zahlreichen Behandlungen in der Lage ist, einen zuverlässigen Erfolg zu garantieren. Häufig sind derartige Maßnahmen schmerzhaft, aufwändig, umständlich und nicht ungefährlich. Vor allem bei dem Herausschneiden besteht neben einem hohen Risiko des Wiederauftretens der Warzen (Rezidiv) die Gefahr bleibender Narben, besonders und manchmal sehr schmerzhaft an den Fußsohlen.

Die Warzen müssen sich somit »von innen«, durch das aktivierte Immunsystem heilen. Dieses kann durch eine Suggestivbehandlung erfolgen, zahlreiche Rezepte dazu gibt es bei Marc Twains *Huckleberry Finn*. Wir praktizieren gern und erfolgreich das »Verkaufen« der Warzen. Herumkratzen, raspeln oder andere häufig empfohlene Manipulationen verteilen lediglich die Warzen verursachenden Viren …

Dellwarzen

Dellwarzen (Mollusken) sind dagegen keine Warzen, sondern Pocken, die durch eine sehr langsam verlaufende Pockeninfektion mit einem dem echten Pockenvirus verwandten Erreger verursacht werden. Deswegen sind sie auch »ansteckend« und werden von Mensch zu Mensch übertragen. Es sind hornige schmerzlose Papeln, die zentral eingedellt sind und häufig am Stamm, im Genitalbereich, aber auch an den Extremitäten auftreten.

Dellwarzen sind eine harmlose Kinderkrankheit, die spontan ebenso langsam ausheilt, wie sie auftritt. Sie bedürfen keiner Therapie, obwohl verschiedene mehr oder weniger invasive Behandlungen angeboten werden. So wird manchmal empfohlen, Dellwarzen nach lokaler Betäubung mit einem scharfen Löffel auszukratzen. Hier treten zum einen Narben auf, zum anderen wird die Infektion damit nicht gestoppt. Auch andere Mittel gegen Dellwarzen sind nicht in der Lage, die Infektion zu beseitigen, allenfalls einzelne dieser Pocken. Damit verlängert sich aber die Erkrankungsdauer eher, als dass sie sich verkürzt. Wenn sich Dellwarzen entzünden, ist das meist der Anfang vom Ende, wobei sie manchmal regelrecht vereitern können.

In der Umgebung von Dellwarzen treten oft trockene Hautekzeme auf. Eine vernünftige Erklärung gibt es dafür nicht, auch keine Forschung dazu, weil das Thema »Pocken« speziellen Hochsicherheitslaboren vorbehalten ist, auch wenn es nur Dellwarzen sind.

Auch die Dellwarzen müssen »von innen«, durch das Immunsystem, geheilt werden. Dies kann, wenn unbedingt eine Therapie gewünscht wird, durch ein »Anstoßen« mit einer homöopathischen Behandlung oder harmloses Betupfen der Dellwarzen mit einer Farbstofflösung oder bei Juckreiz mit einer Schüttelmixtur erfolgen.

Häufig verlangen Einrichtungen wie Kindergärten, Schulen oder Schwimmbäder Unbedenklichkeitsbescheinigungen oder lassen Kinder nicht zu. Es ist aber ganz klar: Das Vorhandensein von Dellwarzen darf nicht zum Ausschluss von Gemeinschaftsaktivitäten wie Schwimmen oder Kontaktsport führen.

Kapitel 3

Was muss anders werden?

Wem machen wir es recht? – Der Auftrag des Kinderarztes

Die Schwierigkeiten der Behandlung eines Kindes ergeben sich, wenn man sich mit der Frage des Behandlungsauftrags beschäftigt, schon beim ersten Kontakt. Durch die heute häufig komplizierteren familiären Situationen muss der Arzt eigentlich als Erstes klären, ob die Person, die das Kind dem Arzt vorstellt, überhaupt dazu berechtigt ist und ob Dritte, etwa der ebenfalls sorgeberechtigte, getrennt lebende Vater oder andere wichtige Bezugspersonen, damit einverstanden sind. In jedem Fall ergibt sich die Pflicht zu dokumentieren, wer das Kind begleitet und ob diese Person dazu befugt ist, insbesondere wenn es darum geht, Entscheidungen zu fällen.

Zunächst scheint alles ganz einfach, beim Blick hinter die Kulissen kommt aber schnell die Frage auf, wer denn eigentlich was will. Es ist zum Beispiel schon nicht zulässig, dass die Patentante zum Geburtstag mit dem fünfjährigen Mädchen zum Ohrlochstechen den Juwelier aufsucht, um die nichtsahnende Mutter damit zu überraschen – auch wenn so etwas häufig geschieht. Noch nicht einmal das elterliche Sorgerecht steht über der körperlichen Unversehrtheit des Kindes. Und das Kind selbst ist nicht einwilligungsfähig.

Ein doppeltes Arbeitsbündnis

In der Kinderheilkunde stehen wir nicht, wie sonst meistens in der Medizin, allein dem Patienten gegenüber, sondern haben eine ganz besondere Patienten-Arzt-Beziehung, die immer Dritte (oder mehrere) mit einschließt. Kinderärzte müssen ein doppeltes oder mehrfaches Arbeitsbündnis schließen: Wenn es auch vorrangig immer um die Interessen des Kindes gehen soll, kann diese Anwaltschaft nur dann wahrgenommen werden, wenn die Eltern oder Sorgeberechtigten diesen Auftrag erteilen und das Kind überhaupt bringen. So muss gleichzeitig Vertrauen zu der/den Bezugsperson(en) und zum Kind aufgebaut werden. Wenn ein solches doppeltes Arbeitsbündnis misslingt, kann es passieren, dass Entscheidungen nicht im Interesse des Kindes, sondern im Interesse Dritter gefällt werden.

Besonders relevant ist dies bei den heute doch sehr häufigen Sorgerechtsstreitigkeiten und Trennungsauseinandersetzungen, wenn drei- und mehrfache Arbeitsbündnisse erstellt werden müssen. Wird auf der anderen Seite nur das Interesse des Kindes berücksichtigt, können die Sorgeberechtigten das Kind der Behandlung entziehen. Wenn beispielsweise der Kinderarzt die Klagen über das »schlechte Essen« eines Kindes nicht ernst nimmt, weil er das Kind für völlig gesund und normal ernährt hält, und es ihm nicht gelingt, dies auch den besorgten Bezugspersonen zu vermitteln, oder nicht hört, welche Botschaften und Schuldzuweisungen hinter der Klage der Eltern stehen, wird das Kind – möglicherweise vom anderen Elternteil – woandershin gebracht, wo man weniger fragt und denkt und vielleicht unsinnige oder gar schädliche Maßnahmen verordnet. So werden Kinder nicht selten Zankapfel und Opfer widerstreitender Interessen.

Wer ist der Auftraggeber?

Diese Frage wird man spontan beantworten: natürlich der Patient, das Kind! »Salus aegroti suprema lex«: »Das höchste Gebot [der eigentliche Auftrag] ist das Wohl des Patienten.« Das Wohl des Kranken – den Nutzen, den Gewinn, den der Patient hat: Was ist das, und wer definiert ihn? Der Arzt, kraft seiner Ausbildung ausgestattet mit der Deutungsmacht, entscheidet über dieses Wohl.

Es gibt aber noch eine Menge Neben-Auftraggeber. Da sind die Eltern, die sich oft auch nicht einig sind, die Verwandten, die Erziehungseinrichtungen, die Kostenträger, die Gesellschaft. Und es gibt noch einen weiteren Mitspieler: das ärztliche Selbstverständnis, also wessen Geistes Kind der Arzt ist. Das Spannungsfeld erstreckt sich so zwischen ärztlichem Selbstverständnis, dem Auftrag der Eltern und den Interessen des Kindes. Das ist schon bei sehr häufigen und banalen Konsultationen der Fall, etwa wenn ein vierjähriger Junge wegen Husten mit seiner Mutter kommt und behandelt werden soll. Der Arzt findet bei der Untersuchung nichts Beunruhigendes (zum Husten siehe Seite 66) und erkennt, seinem Selbstverständnis entsprechend, keinen Grund, ein Medikament aufzuschreiben. Die Eltern aber sind durch das nächtliche Husten des Kindes genervt und können es einfach nicht mehr mit anhören. Das Kind selbst jedoch schläft unbeeinträchtigt.

Für wen muss man jetzt den Husten »behandeln« – für die Mutter? Kommt sie ohne Medizin nach Hause, fragt der Vater vielleicht nach, was denn der Arzt gesagt und verschrieben habe. »Nichts? Was ist denn das für ein Arzt? Morgen gehe ich selbst noch mal hin – oder gleich zum Lungenfacharzt, das kann doch nicht normal sein.« Oder wenn wie im Beispiel auf Seite 97 die Mutter auf eine Blutabnahme drängt, weil das Kind, wahrscheinlich eher der Meinung der Schwiegermutter nach, immer so blass ist und so schlecht isst: Wer ist jetzt hier der Auftraggeber, und in wessen Interesse handle ich? Eine Sensibilität gegenüber dem wirklichen Auftraggeber und der damit verbundenen Dynamik – etwa latente Vorwürfe der Großmutter gegenüber der Schwiegertochter, dass sie das Kind nicht richtig ernährt – muss geschult werden, damit solche Auseinandersetzungen nicht auf dem Rücken des Kindes ausgetragen werden. Über eine solche »Komplizenschaft« müssen Kinderärzte sich Gedanken machen; etwa durch vorsichtiges Nachfragen, was für Motive und Erwartungen an eine Blutuntersuchung gestellt werden.

Das Kindeswohl

Es sind die Sorgeberechtigten, die im Sinne ihrer elterlichen Gewalt das veranlassen dürfen, was nach allgemeiner Übereinkunft dem Wohl des Kindes dient. Schon hierüber lässt sich trefflich, lange und zum Nachteil der Kinder gerichtlich streiten, wie in den heute so häufigen Trennungsauseinandersetzungen um das mutmaßliche Kindeswohl immer wieder festzustellen ist. Nach Artikel 6 des Grundgesetzes sind Pflege und Erziehung der Kinder das natürliche Recht der Eltern und die zuvörderst ihnen obliegende Pflicht. Über ihre Betätigung wacht die staatliche Gemeinschaft. Das gilt zunehmend auch für Gesundheitsfragen, denn durch die Kinderschutzgesetzgebungen des Bundes und der Länder wurde die Verantwortung für das Kindeswohl aus dem sozialpolitischen Feld zu einem großen Teil dem Gesundheitswesen zugeschoben.

Die Richtschnur und zentrale ethische Norm aller medizinischen Entscheidungen im Kindes- und Jugendalter, das Kindeswohl, ist weit auslegbar, kaum objektiv zu definieren oder inhaltlich zu konkretisieren. Das führt dazu, dass in der Pädiatrie wichtige medizinische Fragen weitgehend »paternalistisch« entschieden werden: Die Ärzte entscheiden in den meisten Fällen, was gut und richtig ist, weil das Kind nicht einwilligungsfähig ist und die Eltern zwar für sich, nicht aber für ihr Kind entscheiden können. Das kann so weit gehen, dass Eltern in Gesundheitsfragen das

Sorgerecht entzogen wird, etwa wenn sie einer »medizinisch indizierten« Maßnahme nicht zustimmen wollen.

Hier ist das Modell einer stellvertretenden Entscheidung also gängige Praxis: Die Entscheidungsverantwortung liegt beim Arzt, dessen Aufgabe es ist, die mutmaßlichen Bedürfnisse des Patienten vor dem Hintergrund seiner Wertorientierung sowie der seines Umfelds, der Bezugspersonen und Angehörigen, zu erfassen. Stellvertretend für diese werden diagnostische und therapeutische Maßnahmen entschieden, das Kind hat zu kooperieren und wird zu den vermeintlich notwendigen Maßnahmen veranlasst oder gar gezwungen. Auch dies ist damit eine abgeschwächte, da mit Dritten diskutierte Form eines konventionellen Paternalismus.

»Wir« wissen, was gut für das Kind ist, und setzen in Extremfällen den Elternwillen mittels des Familiengerichts außer Kraft. Das kann gut, richtig und notwendig sein – aber eben auch falsch. Die Diskussion um die rituell-religiöse Beschneidung von Jungen hat die Brisanz der Frage, wer was für wen und zu wessen Wohl entscheiden darf, in jüngerer Zeit breit in die Öffentlichkeit getragen. Am Ende ist ein merkwürdiger Kompromiss zustande gekommen: Die Beschneidung aus religiösen Gründen ist als nicht medizinisch notwendige Körperverletzung vom Grundsatz her verboten, aber nicht mit Strafe bewehrt, wenn sie aus religiösen Motiven dennoch vollzogen wird.

Anvertraut oder ausgeliefert?

Jeden, der eine Arztpraxis oder ein Krankenhaus betritt, überfällt ein gewisses Unbehagen: Was passiert jetzt mit mir? Ich vertraue mich an, fühle mich aber nicht selten auch der Eigengesetzlichkeit der Institution ausgeliefert. So wollte ich neulich einen befreundeten Urologen in der Praxis besuchen. Ich stand noch nicht einmal richtig an der Anmeldung, da wurde mir schon bedeutet, dass ich als Erstes eine Urinprobe abzugeben hätte. Und es gelang mir nur mit Mühe, die beflissenen Arzthelferinnen davon zu überzeugen, dass ich trotz meines typischen Alters nicht als Patient gekommen war.

Solche »Selbstläufer« sind seit eh und je gang und gäbe. Als ich junger Assistent im ersten Ausbildungsjahr war, hatte ich die Kinder aufzunehmen, die zu geplanten Eingriffen stationär einbestellt waren. Die Eltern warteten mit ihren Kindern auf dem Flur vor der Station (ich wusste nicht und machte mir auch keine Gedanken, wie lange schon), und dann liefen die Stationsroutinen ab. Die Kinder wurden entkleidet, gewogen und gemessen: neben Größe und Gewicht Kopf- und Brustumfang und der Blutdruck. Dann wurden sie untersucht, und am Ende wurde Blut abgenommen. Was alles bestimmt werden sollte, stand auf abgegriffenen Zetteln, deren Ursprung keiner kannte, an einer Pinnwand. Zudem wurde der Urin untersucht, ein EKG abgeleitet, und jedes Kind durchlief damals noch einen Tuberkulintest und eine Röntgenaufnahme des Brustkorbs, ein altes Erbe aus der Zeit der Tuberkulose. Unser Radiologe pflegte bei den Ärztebesprechungen mindestens einmal pro Woche anhand eines »aufregenden« Zufallsbefunds die Notwendigkeit dieser schon damals unnötigen Untersuchung zu unterstreichen. Und sie war nicht die einzige, wenn auch schädlichste überflüssige Untersuchung, denn seinerzeit bestand bereits die wissenschaftliche Lehrmeinung, dass bei einem sonst gesunden Kind und unauffälliger Vorgeschichte vor einem Eingriff keine Laboruntersuchungen notwendig seien. Das wussten wir auch, aber wir hatten keine Wahl: Wenn bei der Visite die »Werte« nicht vollständig vorlagen, gab es eine Rüge, oder es wurde gar zum Schaden des Kindes der Eingriff abgesagt und verschoben. So machte man es hier eben.

»Ausgeliefert …«, redete ich mir damals ein, »aber die Eltern, die hierherkommen, sind ja selbst schuld. Wenn sie mit ihrem Kind zu uns in das Universitätsklinikum kommen, müssen sie sich auch mit den Gegebenheiten abfinden.«

Ein Arzt sollte, ob in der Ausbildung oder im späteren Alltag, die ethisch-moralischen Fragen innerhalb des Gesundheitswesens reflektieren. Er kann diese Pflicht nicht an seinen Chef, die Krankenhausorganisation oder »die Gesellschaft« delegieren oder sich hinter Leitlinien und Empfehlungen verstecken. Letztere sollen ärztliche Entscheidungen erleichtern, aber nicht vorwegnehmen. Die heutige Tendenz, ärztliches Handeln durch bekanntermaßen und nachgewiesen beeinflusste Leitlinien bestimmen zu lassen, kann verhängnisvoll und verantwortungslos sein, zumal es für die wesentlichen Alltagsfragen nie beweisbare *(evidence based)* Leitlinien geben kann. Leitlinien sollen lediglich der Beurteilung ihres Nutzens für den Einzelfall dienen.

Unser Chef war der Auffassung, dass jeder Fall individuell zu durchdenken sei und deshalb ein »Kochbuch« auf der Station unangebracht sei. Schriftlich fixierte Leitlinien lehnte er ab, weil sie das Selbstdenken behindern. Das ist zwar richtig, damit sind aber junge Assistenten völlig überfordert, fragen die erfahrenen Schwestern und orientieren sich an zweifelhaften, von irgendwoher geklaubten Informationen. Meine größte Hilfe waren, weil es eine strukturierte Weiterbildung bis heute nicht gibt und *learning by doing* nach wie vor die verbreitete Form ärztlicher Weiterbildung ist, eine solide Riege von Altassistenten, denen ich immer noch dankbar bin. Heute dagegen gibt es für alles und jedes Leitlinien, Ausführungsbestimmungen und Dienstvorschriften, sodass man sich fragen muss, woraus eigentlich die ärztliche Tätigkeit besteht. Den Überblick hat nur noch der Computer, und die Macht darüber, wie zu diagnostizieren und was zu behandeln ist, haben diejenigen, die ihn programmieren.

Heute noch habe ich ein schlechtes Gewissen wegen vieler Dinge, die ich seinerzeit machen »musste«, sowohl weil sie angeordnet waren als auch selbstständig in vorauseilendem Gehorsam. Ich habe, wie alle meine Kollegen, viel überflüssiges und unnötiges Leid auf dem Gewissen und bedaure sehr, nicht mehr gekämpft zu haben: für mehr Patientenorientiertheit, mehr Mitgefühl, mehr Menschlichkeit, aber auch mehr wissenschaftlich fundierte, seriöse Medizin.

Warum machen sie das?

Ein Kollege hat es einmal auf den Punkt gebracht, warum Ärzte so (be)handeln, wie sie (be)handeln, und kam zu folgenden Begründungen[25]:

- weil andere Ärzte es auch so machen und sie nicht gegen den Strom schwimmen wollen,
- weil es ihnen während der Ausbildung so beigebracht wurde,
- weil es von akademischen Lehrern, Leitlinien, internen Vorschriften oder der Verwaltung so vorgeschrieben wird,
- weil die Patienten es so wollen oder die Ärzte meinen, dass sie es so wollen,
- weil sich mehr machen mehr auszahlt,
- weil sie Angst vor Unterlassungsvorwürfen haben,
- weil sie oft keine Zeit haben, den natürlichen Verlauf abzuwarten,
- weil sie unter Handlungsdruck stehen, irgendetwas zu tun.

Dann seien sie am Ende tatsächlich nicht mehr in der Lage, ihrer Vernunft und Einsicht entsprechend zu handeln.

Ärzte müssen mit dem grundsätzlichen Interessenkonflikt leben, dass sie von Krankheit und Leid anderer leben. Sie werden für »Leistungen« bezahlt, die erbracht werden. Die Leistung, jemanden gesund zu erhalten, Krankheit zu vermeiden, wird nicht bezahlt. So ist die sehr betreuungsintensive Vermeidung von Frühgeburtlichkeit gegenüber der heroischen und außerdem lukrativen Frühgeborenenmedizin weit im Hintertreffen und kann nicht mit Rekorden wie »immer kleiner« und »immer unreifer« aufwarten.

Man kann all diese Punkte unter dem Thema »Interessenkonflikte« abhandeln, wobei die materiellen, also der Verdienst oder die Gelder, die sonst noch fließen, entgegen der öffentlichen Meinung gar nicht im Vordergrund stehen. Es sind eher akademische, kollegiale oder institutionelle Gründe, die verhindern, dass Ärzte ihrem Gewissen nach handeln, und nicht zuletzt juristische: die Angst davor, etwas übersehen zu haben, für etwas belangt zu werden, nicht alles getan zu haben. Laut vertraulichen Umfragen lassen so gut wie alle Ärzte ihren Patienten Überflüssiges, Unnötiges oder gar Schädliches allein aus der Furcht vor juristischen Konsequenzen angedeihen. Man nennt das »Defensivmedizin«: Handeln aus Angst vor gerichtlicher Konsequenz und Unterlassungsvorwürfen. Es ist noch nie ein Arzt wegen Übertherapie verklagt worden, sehr oft dagegen wegen Unterlassung.

Nach den Vorstellungen, die der Rolle des Arztes zugeschrieben sind, sollte es sein primäres Interesse sein, das Bestmögliche für den Patienten – ob im Kindes- oder Erwachsenenalter – in Gedanken, Worten und Werken zu leisten. In der Praxis kollidiert dies immer, bewusst oder unbewusst, mit sekundären Interessen materieller, sozialer, intellektueller oder persönlichkeitsbedingter Art.

In der Regel sind viele solcher Interessenkonflikte bewusster Natur: Neben dem Wohl des Patienten soll sich die Praxis betriebswirtschaftlich rechnen, der Arzt muss seine Schulden abtragen, seinen Lebensstil finanzieren, die Patienten sollen wiederkommen, sie sollen zufrieden sein, ihren Arzt weiterempfehlen, die Kollegenschaft, vor allem die Zuweiser, sollen nicht verprellt werden, ebenso wenig Fachgesellschaften oder berufsständische Organisationen, die kooperierenden Kliniken und deren Chefs. Die Kostenträger und die Selbstverwaltungsorgane sollen zufriedengestellt werden und nicht mit Regressen drohen, und auch mit Geschäftspartnern, Pharmareferenten, Apotheken, Sanitätshäusern will man gut und vertrauensvoll zusammenarbeiten.

Diese vielfältigen Auswirkungen auf ärztliche Entscheidungen sind deutlich und in der Regel bewusst, können sich aber verselbstständigen und werden dann weitgehend unbewusst. Einem durch einen Interessenkonflikt entstandenen Einfluss wird nicht unbedingt eine absichtliche, bewusste, nicht am Patientenwohl orientierte Entscheidung zugrunde liegen. In einem Spektrum der zur Verfügung stehenden Möglichkeiten werden diejenigen ergriffen, die als bestmöglicher Kompromiss zwischen dem Patientenwohl und einem persönlichen Vorteil empfunden und positiv bewertet werden. Eine solche motivgesteuerte Bewertung gibt dem Arzt das Gefühl der Objektivität, weil er den eigenen Interessenkonflikt bei sich nicht mehr wahrnimmt. Sehr wohl bemerkt er ihn bei anderen. Dies lässt sich durch eine Studie belegen, in der sich Ärzte selbst gegenüber Beeinflussungsversuchen von Pharmavertretern als eher immun betrachteten, ihre Kollegen aber für viel gefährdeter hielten.

Leider werden heute ausschließlich materielle Interessenkonflikte gesehen und durch die Antikorruptionsgesetzgebung offensiv angegangen, zumal sie offensichtlich und nachweisbar sind. Die meines Erachtens wichtigeren sozialen Einflussfaktoren auf ärztliches Handeln sind wesentlich komplexer, und ihr Handlungsdruck ist groß: Denn es ist leichter, sich im Konsens zu bewegen, als gegen den Strom zu schwimmen, auch dann, wenn sich medizinische Paradigmen innerhalb kurzer Zeit wandeln. Beispiele sind die allgemeine Akzeptanz eines Organersatzes durch Spenderorgane, eines Schwangerschaftsabbruchs bei einer chromosomalen Störung oder eines Behandlungsabbruchs bei entsprechender Willenserklärung eines Patienten.

Die intellektuellen und persönlichkeitsbedingten Einflussfaktoren sind schwieriger zu fassen und hängen vom Selbstverständnis und Weltbild des Arztes sowie seiner eigenen Geistesverfassung ab. Schon seit vielen Jahrzehnten wird gefordert, Entscheidungsfindungsprozesse und Selbsterfahrung in der Arzt-Patienten-Beziehung, wie sie zum Beispiel in den sogenannten Balint-Gruppen erlebt werden können, in die ärztliche Ausbildung zu integrieren. Leider ist das bislang nur in wenigen Fachweiterbildungen und Zusatzqualifikationen der Fall, sodass die Ärzte sich selbst und ihrer geheimen Gelüste und Motive zu wenig bewusst sind.

Es ist in Zukunft wichtiger denn je, medizinische Entscheidungen nicht nach kommerziellen Gesichtspunkten, sondern im Austausch mit den Betroffenen (bei Kindern ebenso mit den Bezugspersonen) und unter Berücksichtigung der Wertschätzung der Lebenswelt der Patienten zu fällen. Dazu gehört seitens des Arztes, offen und ehrlich die Wahrscheinlichkeiten patientenrelevanter Ergebnisse mitzuteilen, die Integrität des eigenen Urteilsvermögens durch Erkennen und Vermeiden von Interessenkonflikten zu erhalten und sich gegen die Folgen der Kommerzialisierung des Wissenschaftsbetriebs und der Krankenversorgung zur Wehr zu setzen.

Was wir alle erwarten (und irgendwann ist ein Arzt genauso auch Patient), ist, sich anvertrauen zu können und persönlich angenommen zu werden. Wir wollen nicht einem System unentrinnbar ausgeliefert sein. In der Patient-Arzt-Begegnung wird der Mensch gefragt, nicht der Exponent eines komplexen, interessengetragenen Systems. Nur so bleiben Ärzte glaubwürdig.

Ethische Fragen

Fassen wir noch einmal zusammen. Neben der »Was du nicht willst dass man dir tu«-Ethik werden derzeit vier Grundsätze in der medizinischen Ethik hochgehalten.[26]

1. *Der Respekt vor der Autonomie:* Wir haben beschrieben, wie schwierig es ist, bei Nichteinwilligungsfähigen, insbesondere bei Kindern, diesem Grundsatz gerecht zu werden. Er ist außerdem in hohem Maße kulturabhängig.
2. *Grundsatz des Wohltuns:* Aber wer entscheidet, was gut oder schlecht ist? Auch dies ist situationsbedingt und kulturabhängig. Es sind gesellschaftliche Kriterien, die zwischen Gut und Böse entscheiden.
3. *Gebot des Nichtschadens (nonmaleficence):* In erster Linie nicht zu schaden (»Primum nil nocere«) ist ein altes ärztliches Gebot, gegen das jedoch ständig verstoßen wird. Zum einen können wir häufig nicht wissen, womit wir schaden oder nicht schaden. Viele Ärzte können es sich selbst auch nicht eingestehen, dass, was immer sie auch tun, möglicherweise schaden kann. Zum anderen gibt es die genannten Gründe materieller, akademischer oder sozialer Art.
4. *Anwaltschaft einer gerechten Verteilung der Ressourcen:* In unserer Zeit, in der die Gesundheitsindustrie einer der wichtigsten Wirtschaftszweige ist, kann von einer Verknappung oder Mangelverwaltung eigentlich nicht die Rede sein. Das Problem ist die Frage, *wofür* wir Geld ausgeben wollen – und wer uns sagt, wofür wir das Geld ausgeben sollen.

Wir sollten aber nicht aufgeben und die Einhaltung dieser wichtigen Grundsätze immer und überall einfordern. Sie gemeinsam mit den Patienten, Eltern, Kindern, Angehörigen anzusprechen und in der Konsequenz auszuhalten gehört wohl zum Schwierigsten der ärztlichen Tätigkeit, zumal die Vorstellung der Patienten häufig die ist, sich in die Sicherheit eines Allwissenden zu begeben. Junge Ärzte, die aus der Klinik kommen, sind gewohnt, »alles« zu machen, sich nicht dem ethischen Prinzip einer Verteilungsgerechtigkeit bei begrenzten Ressourcen unterwerfen zu müssen und das ethische

Prinzip des Nichtschadens zu missachten. Der erfahrene kommt mit wenig aus, aber nicht aus Sparsamkeitsgründen, sondern um nicht mehr Schaden anzurichten, als Gutes zu bewirken: »Man muss … viel wissen, um wenig zu tun«, wie es der berühmte Geburtshelfer Willibald Psychrembel (1901–1987) treffend formulierte.

Risikowahrnehmung und Grenzen der Statistik

Wenn wir Lotto spielen, können wir statistisch gesehen am Ende nur verlieren, weil lediglich ein Teil des eingezahlten Geldes tatsächlich als Gewinn ausbezahlt wird. Dennoch beteiligen sich viele Menschen an Gewinnspielen in der Hoffnung, das große Los zu ziehen. An diesem Beispiel zeigt sich sehr deutlich, wie wenig im Einzelfall die Statistik nutzt: Der Lottokönig pfeift auf sie.

»Seltene Krankheiten sind selten«, lautet ein alter Lehrsatz, mit dem der erfahrene Arzt den jungen Kollegen mit seinem Lehrbuchwissen bremst, wenn er in allen Fällen eine solche seltene Erkrankung vermutet und eine breite Diagnostik einleitet. Das Naheliegende ist das zunächst Wahrscheinliche. Aber diese Einsicht nutzt demjenigen wenig, der doch an einer seltenen Erkrankung leidet. Denn dazu muss man wissen, dass seltene Krankheiten zwar selten sind, die große Menge seltener Erkrankungen aber dazu führt, dass relativ viele Menschen seltene Erkrankungen haben, die seltenen Krankheiten somit insgesamt häufig sind.

Jetzt wollen wir Erkrankungen möglichst früh erkennen in dem Glauben, dass sie umso besser behandelbar sind, je früher man von ihnen weiß. Dieser Glaube ist mehr eine Hoffnung als eine bewiesene Tatsache, für viele Erkrankungen gilt das Gegenteil (siehe zum Beispiel das Neuroblastom-Screening, Seite 166). Selbst allgemein und mit großem Öffentlichkeitsdruck eingeführte Maßnahmen wie das Brustkrebs-Screening durch Mammographie sind alles andere als unumstritten: Ist das Screening positiv, glaubt die Frau, dass sie Brustkrebs habe, obwohl nur ein zehnprozentiges Risiko besteht, dass dies wirklich zutrifft. Neun von zehn Frauen machen sich mit einem positiven Screening-Befund umsonst verrückt. Und die Ärzte wissen es auch nicht besser: Sie setzen die Frauen unter Druck, was sie über sich ergehen lassen müssen, ohne sie über die Tatsachen aufklären zu können, die sie für eine fundierte Entscheidung brauchen. Ähnliches gilt für die Früherkennung von Prostatakrebs bei Männern. Wenn man etwas früher erkennt, ist die Überlebenszeit natürlich länger, als wenn man etwas später erst bemerkt – aber um welchen Preis? Überdiagnostik, Übertherapie, man weiß nie, was passiert wäre, wenn man es nicht gewusst hätte.

Um am Beispiel des Mammographie-Screenings die Zahlen zu verdeutlichen: Ein bis zwei von tausend regelmäßig am Screening teilnehmenden Frauen können zwar vor dem Tod durch Brustkrebs bewahrt werden (absolute Risikoreduktion), hundert erhalten Fehldiagnosen, die durch weitere Untersuchungen entkräftet werden müssen, davon werden fünf unnötigerweise operiert. Das hört sich ganz anders an als eine »zwanzigprozentige Verringerung der Sterblichkeit an Brustkrebs«. (Relative Risikoreduktion: Vier statt fünf von tausend Frauen sterben an Brustkrebs.)

Wir haben ein völlig verzerrtes Risikobewusstsein, und da gibt es keinen Unterschied zwischen Laien und Ärzten, außer vielleicht, dass Letztere von interessengesteuerten Instanzen des ganzen medizinisch-industriellen Komplexes unter Druck gesetzt werden. Der Nutzen und Schaden von Früherkennungsmaßnahmen sollte verständlich kommuniziert werden, damit Patienten informierte Entscheidungen treffen können. Das ist in der Kinderheilkunde besonders schwierig, da das Kind nicht autonomer Entscheidungsträger ist und somit die Eltern für ihr Kind entscheiden müssen.

Obwohl heute alle Aussagen mit Zahlen, möglichst großen Zahlen, untermauert werden müssen, um glaubwürdig zu sein, sollten diese Zahlen für den Einzelfall nicht überbewertet werden. Denn: »Große Zahlen liefern ein statistisch gesehen genaues Ergebnis, von dem man nicht weiß, auf wen es zutrifft. Kleine Zahlen liefern ein statistisch gesehen unbrauchbares Ergebnis, von dem man aber besser weiß, auf wen es zutrifft. Schwer zu entscheiden, welche dieser Arten von Unwissen die nutzlosere ist.«[27]

Das Vertrauen in Vorsorgeprogramme ist groß und stammt letztlich aus einer technischen Welt. Wenn wir mit unserem Fahrzeug regelmäßig zur Inspektion fahren, glauben wir, dass die Gefahr einer Panne oder eines Unfalls geringer ist. Eine technische Überprüfung durch den TÜV ist sogar im Sinne der öffentlichen Sicherheit in bestimmten Zeiträumen vorgeschrieben. Der Halter macht sich wenig Gedanken über geprüften Kriterien und die Zuverlässigkeit der erhobenen Messwerte, sondern verlässt sich darauf, dass alles, was zu seiner Sicherheit und zu der Dritter notwendig ist, gemacht wird. Manchmal gibt es kleinere oder größere Skandale, die das Vertrauen erschüttern, so etwa bei der systematischen Manipulation der Abgasuntersuchungen durch eine eingebaute Software. Aber insgesamt vertrauen wir den Vorsorgemaßnahmen und lassen uns, etwa bei der Sicherheitskontrolle am Flughafen, gern im wahrsten Sinne des Wortes durchleuchten.

Safety first?

Die immer wieder aufgestellte Forderung »Sicherheit zuerst!« (»Safety first!«) ist vom Grundsatz her nicht richtig: Denn das Erste ist das Ziel, und das Zweite erst sind die Maßnahmen, die notwendig sind, um dieses Ziel einigermaßen erfolgreich und sicher zu erreichen. Mit »Safety first!« wäre es nie möglich gewesen, die Pocken flächendeckend zu eliminieren. Das Ziel der Beseitigung der Pocken stand über der Sicherheit der Impfkampagne. Heute wäre ein derartiger Impfstoff gar nicht zulassungsfähig. Ich muss das Erreichen des Ziels und die Risiken abwägen, die damit verbunden sind. Stelle ich allein die Sicherheit in den Vordergrund, lähmt dies letztlich jede Aktivität. Sicherheit gibt es nicht umsonst, sie ist mit Aufwand, Kosten und vor allem Verlust an Freiheit verbunden. Benjamin Franklin drückte es – paraphrasiert – so aus: »Wer Freiheit für Sicherheit aufgibt, wird beides verlieren.«[28] Wenn ich den ganzen Tag im Bett verbringe aus Angst, dass mir irgendetwas zustoßen könnte, lebe ich sicherlich weder sinnerfüllt noch gesund.

Das Paradoxe ist: Je mehr Sicherheit wir im Alltag herstellen, umso größer wird der Wunsch nach Nervenkitzel. Welche Freiheit zum Risiko haben wir, welche Freiheit, uns gar in Lebensgefahr zu bringen? Motorradfahrer und Extremsportler gehen davon aus, dass die Risiken, die sie eingehen, gesellschaftlich von der Krankenkasse bis zur Sozialversicherung mitgetragen werden. Gesundheitsgefährdendes Verhalten, Rauchen und Übergewicht werden ebenso selbstverständlich toleriert und behandelt. Selbstgefährdendes Verhalten bis zur Selbsttötung ist nicht strafbar, und die Folgen eines misslungenen Suizids werden natürlich auch behandelt. Nach den heute gültigen Moralvorstellungen wird der Autonomie, der Entscheidungsfreiheit, höchste Priorität eingeräumt – bis hin zu der Freiheit, sein Leben selbstbestimmt zu beenden. Allerdings muss unterschieden werden, ob nur derjenige betroffen ist, der bewusst und selbstbestimmt ein bestimmtes Risiko eingeht (Eigengefährdung), oder auch andere, Dritte (Fremdgefährdung). Die Grenzen sind häufig unscharf, weil Eigengefährdung Fremdgefährdung nach sich ziehen kann, etwa bei einer Unfallverursachung oder bei schwierigen Rettungsaktionen, die das Risikoverhalten auslöst. Grundsätzlich muss bei Eigen- und Fremdgefährdung gehandelt werden, da es nicht nur Gemeinwohlanliegen, sondern auch ärztlicher Auftrag ist, Menschen davor zu bewahren, sich selbst und anderen Schaden zuzufügen. In der Medizin hat heute die Selbstbestimmung einen derart hohen Stellenwert bekommen, dass eine Behandlung gegen den Willen des Patienten als Körperverletzung zu werten und nur in Notsituationen oder bei Unzurechnungsfähigkeit erlaubt ist. Da Kinder als prinzipiell nicht einwilligungsfähig gelten, spielt die Selbstbestimmung hier eine geringe Rolle, wenn sie auch im Falle des Risikoverhaltens Jugendlicher ein umstrittenes Thema ist.

Selbstgefährdendes Verhalten mag als grundrechtlich geschützte Freiheit gesehen werden, aber kann daraus auch ein Recht auf Risiko abgeleitet werden? Der Gesetzgeber schützt den Menschen vor Risiken: So wurde der Sicherheitsgurt im Auto ebenso Pflicht wie das Tragen eines Helms für Motorradfahrer. Einerseits wird somit die Freiheit einer persönlichen Risikobereitschaft immer mehr eingeschränkt, andererseits lassen Diskussionen um Fahrrad- und Skihelme oder Forderungen nach einer Verpflichtung zu gesunderhaltendem Verhalten durch Sport, Rauchverbot, gesunde Ernährung visionär eine Gesundheitspolizei aufmarschieren, wie sie in utopischen Romanen von Aldous Huxley bis Juli Zeh beschrieben wurden.

Eine Fremdgefährdung, insbesondere die Gefährdung gänzlich unbeteiligter Dritter, scheint auf den ersten Blick besonders inakzeptabel, wird aber in weiten Bereichen unserer Gesellschaft in Kauf genommen. Man denke an den Straßenverkehr oder an Umweltschäden. Diese treffen Kinder besonders hart, weil sie unsere Lebensumstände nicht zu verantworten haben und in jedem Fall Opfer sind. Mit einem unüberschaubaren Netzwerk von Gesetzen, Verordnungen und Vorschriften versucht der Staat zwar, dieser allgegenwärtigen Risiken Herr zu werden, wird aber in letzter Konsequenz dafür nicht zur Rechenschaft gezogen.

Wenn in Deutschland dagegen ein einziges Kind an einer möglicherweise durch eine Impfung zu verhindernden Erkrankung, etwa an Masern, stirbt, geht es durch die Schlagzeilen und Talkshows, es werden Schuldige gesucht, und es wird gegen Impfgegner gewettert. Die dimensional höhere Zahl der im Straßenverkehr verletzten oder getöteten Kinder wird dagegen kaum erwähnt, höchstens nach dem Erscheinen der Jahresstatistiken mit einem bedauernden Achselzucken kommentiert. Gefordert wird dann »mehr desselben«: weitere Vermeidungsstrategien wie die bereits erwähnte, dass Kinder mit dem Auto transportiert werden, um sie vor ebendiesem zunehmenden automobilen Verkehrsaufkommen zu schützen.

So ist die Wahrnehmung und Beurteilung von Risiken sehr ungleich verteilt. Risikobereiche werden dann ausgeblendet, wenn sie Bestandteil unseres Lebensalltags sind und gesellschaftsnotwendig zu sein scheinen. Andere, absolut gesehen sehr viel geringere Risiken wie das einer schweren Erkrankung werden dagegen überbewertet. Eine Risikowahrnehmung steht immer in einem stark kulturell geprägten Spannungsfeld zwischen Freiheit und Sicherheit: Während es einem UAmerikaner selbstverständlich erscheint, eine geladene Schusswaffe im Haus haben zu dürfen oder gar zu müssen, wäre ein Weihnachtsbaum mit echten Kerzen für ihn ein unverantwortbares Risiko.

Bangemachkampagnen

Eigentlich sollten es ja die Patienten sein, für die das ganze System da ist. Es hat aber so viel Eigendynamik entwickelt, dass man häufig den Eindruck bekommt, dass das, was den reibungslosen Medizinbetrieb am meisten stört, die Patienten sind. Sie sind störrisch, eigensinnig und nicht die stromlinienförmigen Musterpatienten, die dann in den Studien so wunderbar auf die allerneusten Medikamente reagieren. Sie haben auch noch andere Leiden, andere persönliche Präferenzen, haben merkwürdige Symptome und noch seltsamere Erklärungen dazu. Das Leben ist eben viel bunter als der gewünschte Standardpatient. Gehen nicht viele Neuerungen an den wirklichen Bedürfnissen völlig vorbei?

Wer wollte zum Beispiel eine Impfung gegen Gebärmutterhalskrebs auslösende Humanpapillomviren (HPV)? Seit Jahren waren die Zahlen rückläufig, Vorsorgeprogramme etabliert, und insgesamt ist der Gebärmutterhalskrebs noch seltener als andere seltene Tumoren bei Frauen, etwa der Bauchspeicheldrüsenkrebs. Hier war es die Forschung, die eine vermeintliche Lösung für ein gar nicht so relevantes Problem und damit nicht nur einen teuren, überaus erfolgreichen und lukrativen Impfstoff geschaffen hat, sondern auch gleich ein Instrument, um die Kostenträger zu zwingen, dieses zu finanzieren: Unmittelbar vor der Empfehlung der HPV-Impfung durch die Ständige Impfkommission (STIKO) wurde durch den Gemeinsamen Bundesausschuss die vollständige Umsetzung der STIKO-Empfehlung in die gesetzliche Regelversorgung beschlossen. Eine Vorsorgeuntersuchung erspart die Impfung nicht.

Wer wollte ein Screening auf Mukoviszidose, wie es seit 2016 in den neuen Kinderrichtlinien festgeschrieben ist? Wenn ein Kind an einer Mukoviszidose leidet, wird das früher oder später ohnehin festgestellt. Ist die Prognose dann so viel schlechter? Der Vorteil könnte sein, dass die Familie, die ein Kind mit Mukoviszidose bekommen hat, von vornherein von Spezialisten dafür betreut werden könnte und die mit verspäteter Diagnosestellung möglichen Komplikationen noch nicht eingetreten sind. Bei einer verantwortungsvollen Auswertung (viele Screening-Maßnahmen werden gar nicht ausgewertet, so die Kindervorsorgeuntersuchungen) könnte ein Register erstellt und gute, repräsentative Studien könnten in Gang gebracht werden. Die Nachteile: Es gibt noch kein perfektes Screening. Weiterhin muss die Möglichkeit einer unerkannten Mukoviszidose in Kauf genommen werden. Wenn es den Kindern gutgeht, werden sie möglicherweise in der Annahme des üblichen vorhersehbaren Verlaufs überbehandelt und unnötig für krank erklärt. Es stellt sich auch die Frage, wie ein positives Screening-Ergebnis angemessen mitgeteilt werden kann. Im Übrigen:

Schon 1989 wurde das Gen für die zystische Fibrose identifiziert und als großer Triumph der modernen Genetik gefeiert. Was hat es aber den Patienten gebracht? Viele Ergebnisse der Grundlagenforschung sind für den Umgang mit den Erkrankungen irrelevant.

Ist es wirklich sinnvoll, eine Zuckerkrankheit möglichst früh zu erkennen? »Deutschland misst« ist eine Kampagne, mithilfe derer mit Unterstützung aller großen Pharmafirmen, diverser anderer Diabetes-Interessengruppen sowie Marketingfirmen die »2 Millionen unentdeckten Diabetiker« endlich »gerettet« werden sollen. Eigentlich sollte es für so ein Programm eine wissenschaftliche Begründung geben. Wie viele Verunsicherungen, Krankheitsängste und Mehrkosten entstehen durch sinnlose Zuckertests (oraler Glucosetoleranztest oder HbA1c-Wert), und wie viel mehr verdienen dann die Pharmafirmen an ihren Präparaten? Auf der Herbsttagung der Deutschen Diabetesgesellschaft in Nürnberg 2016 war die »www.2mio.de«- beziehungsweise »deutschlandmisst.de«-Kampagne eine der »zentralen Showeinlagen«, wie es ein Kollege nannte. Wie viele Schwangere haben heute angeblich einen »Schwangerschaftsdiabetes«? Es ist alles eine Frage der Definition des Normalen, mit dieser Schraube lassen sich schnell Gesunde zu Patienten machen.

So gib es viele, unzählige Beispiele, die eigentlich einen Aufschrei, wenn schon nicht der Ärzte, die eben davon leben, sondern der Bevölkerung, der Schon- oder Noch-gerade-nicht-Patienten auslösen müssten: sei es Cholesterin, Harnsäure, Schilddrüsenunterfunktion, Depression, ADHS oder FSME-Impfung.

Die Gesetzgebung ist übrigens wenigstens theoretisch dem medizinischen Alltag weit voraus. Denn durch die neue Patientenrechtgesetzgebung (Paragraph 630e BGB: Aufklärungspflichten) ist unmissverständlich formuliert: »Bei der Aufklärung ist auch auf Alternativen zur Maßnahme hinzuweisen, wenn mehrere medizinisch gleichermaßen indizierte und übliche Methoden zu wesentlich unterschiedlichen Belastungen, Risiken oder Heilungschancen führen können.« Dazu muss allerdings der Arzt die Alternativen erst einmal selbst kennen. Freiwillig wird sie ihm die Pharmaindustrie nicht nennen. Immerhin: Eine Zweitmeinung wird damit vom Misstrauensantrag zur Regel befördert, und das ist gut so. Bei konsequenter Anwendung und Verinnerlichung der Patientenrechtgesetzgebung kann der ärztlichen Selbstherrlichkeit eine deutliche Grenze gesetzt werden, damit den Kindern und Eltern das Gefühl, ausgeliefert zu sein, dem einer vertrauensvollen Zusammenarbeit weicht.

»Aude valere« (Trau dich, gesund zu sein)

Unser Gesundheitssystem zieht unter den Stichworten »Prävention«, »Aufklärung« und »Früherkennung« Gesundheitsängste heran, die in der Hierarchie der Ängste heute an erster Stelle stehen – vor Terror und Krieg. Von den Zähnen bis zum Ende des Verdauungstrakts, von den Augen bis zur Haut: Kein Organsystem ist davon ausgenommen, Quelle gesundheitlicher Sorgen werden zu können. Selbst wenn bei den Untersuchungen nichts Gravierendes gefunden wird, es bleibt immer etwas hängen, sei es, dass ein Laborwert »nicht ganz in Ordnung« ist, oder nur die Tatsache, dass der Patient wieder einbestellt wird – dann stimmt doch irgendetwas nicht …

Freiherr Ernst von Feuchtersleben (1806–1849), ein österreichischer Arzt, Philosoph, Lyriker und Literaturkritiker, schrieb mit Ende zwanzig das Buch *Zur Diätetik der Seele*, ein Bestseller, der bis 1907 fünfzig Neuauflagen erlebte – heute aber vergessen ist. Kein Wunder bei der sehr dezidierten und nicht mehr in unsere Zeit zu passen scheinenden Grundaussagen: Der Hauptgrund des Kränkelns sei die ängstlich übertriebene Aufmerksamkeit auf den eigenen Körper. Gerade mit der unaufhörlichen Sorge um ihre Gesundheit untergrüben die Menschen sie. Sie krankten in ihrer Sehnsucht nach dem Leben, weil es ihnen an einer Geisteskultur fehle, die allein fähig sei, den Menschen seiner Misere zu entreißen. Eigentlich bestehe das Übel aus einem dumpfen, traurigen Egoismus. Der Mensch lebe, denke und leide nur für das jämmerliche, von tausend Feinden bedrohte kleine Ich. Das Leben, das er erhaschen wolle, verjage er stets, es werde ihm gleichgültig.[29]

Auch der Philosoph Immanuel Kant sprach von der »Macht des Gemüts durch den bloßen Vorsatz, seiner krankhaften Gefühle Meister zu sein«.[30] Natürlich reicht es nicht aus, sich selbst oder seinem Kind nur zu sagen: »Reiß dich doch zusammen.« Das wäre ein Fehlverständnis dieses Ansatzes. Aber sich um die eigene Gesundheit zu bemühen, die Heilungsgeschichte (Salutogenese) vor die Krankheitskarriere (Pathogenese), die Stärken (Resilienz) vor die Schwächen (Defizienz) zu stellen, eigene Quellen der Gesundheit (Ressourcen) zu wecken, statt den Patienten passiv zu »versorgen«, das kann ein Weg aus dem bodenlosen Abgrund sein, weg vom Gesundheitswahn zum selbstbestimmten Leben, zum »Leben ohne Drogen«.

Nun murren Sie, der Leser oder die Leserin, und sagen: »So einfach ist es nicht. Nur durch das reine Wollen bleibt man nicht gesund und nur durch das reine Verdrängen der Symptome auch nicht.« Die Frage ist, wie man sich den Zufällen des Lebens stellen kann, ohne daran zu »kranken«. Die Philosophie des Wollens hat noch einen anderen Gegenspieler: Das Wollen führt oft dazu, dass es genau zum Gegenteil führt. Wenn ich an etwas nicht mehr denken will, verfolgt es mich hartnäckig: Will ich unbedingt einschlafen, geht es gar nicht. Bekannt ist dieses Phänomen bei vielen Körperfunktionen, besonders auffällig im geschlechtlichen Bereich. Das deswegen sogenannte vegetative Nervensystem verweigert dem Kopf seine Dienste. Insofern hat das Gesundseinwollen auch seine Grenzen, und ich möchte nicht behaupten, dass man es *nur* wollen muss – aber man muss es *auch* wollen.

Der »rote Faden« – Versuch eines Konzepts

Wenn man als Kinderarzt Familien betreut, reicht es nicht, rein problemorientiert zu behandeln, sondern man braucht einen roten Faden. Das ist weniger wichtig bei gesunden Kindern. Je kränker aber ein Kind ist, je mehr Therapeuten, je mehr Menschen beteiligt sind, desto wichtiger wird er. »Viele Köche verderben den Brei«, sagt das Sprichwort. Wir können uns fünf Bedeutungen des roten Fadens in der ärztlichen Betreuung vorstellen.[31]

Erstens: Der rote Faden zur Identifizierung

Es ist für den Arzt nicht leicht, einen Patienten als »seinen« zu identifizieren und sich entsprechend in die Pflicht genommen zu fühlen. Denn es wird selten klar besprochen, was vom Arzt erwartet wird: Handelt es sich bei einer Konsultation um eine »Auftragsleistung«, oder erwarten die Eltern oder der Patient, dass wir den roten Faden der Identifikation knüpfen und uns umfassend um das Kind kümmern? Woher wissen wir Ärzte eigentlich, dass ein Patient »unser« Patient ist, gibt es doch in Deutschland kein eigentliches Primärarztsystem mit formaler Einschreibung und einer Basisvergütung auch dann, wenn der Patient nicht kommt. In einem solchen System würde Gesundheit lohnenswert, weil man nicht nur von Krankheit profitiert. Es gibt neuerdings eine formale Einschreibung in die »Integrierte Versorgung«, aber eine formale »Erstanamnese«, eine umfassende Beschäftigung mit der Vor- und Lebensgeschichte eines zukünftigen Patienten und seiner Familie, gibt es nur in der Homöopathie. Sie sollte jedoch eine Eingangsvoraussetzung für eine jede verantwortungsvolle Patientenbetreuung sein.

Zweitens: Der rote Faden zur Bindung der Patienten

Der Ausdruck »Es zieht sich wie ein roter Faden durch etwas« bedeutet, dass sich eine durchgehende Struktur oder ein Ziel erkennen lässt. So sollten Ärzte in ihr Betreuungskonzept einen roten Faden einweben, um die Patienten zu binden und zu verhindern, dass sie ohne Wissen des betreuenden Arztes und wider Willen und Wissen durch selbst ernannte andere Fachleute wie Kindergärtnerinnen, Lehrer, Therapeuten an andere Fachdisziplinen geraten. Damit ist nicht gemeint, dass es nicht gut und wichtig ist, eine Zweitmeinung einzuholen. Sie sind Ihrem Arzt nicht auf Gedeih und Verderb ausgeliefert.

Eine einfache Regel ist die, dass der Patient weiß, wann er wiederkommen soll, wenn er die Praxis verlässt, am besten gleich mit Termin. Hinweise auf organisierte Kinder-Notdienste verhindern, dass aus Unwissenheit andere Einrichtungen ungezielt aufgesucht werden.

Und wenn der roten Faden verlorengeht? Eltern wechseln häufig ohne besonderen Grund und ohne vorherige Ankündigung die Praxis. Zu 90 Prozent wird den Praxen die Schuld zugeschoben. Doch kann der Arzt und die Praxis nur in wenigen Fällen entsprechende Rückschlüsse und Konsequenzen ziehen, denn sie wissen nicht, warum: War der Patient besonders zufrieden und braucht uns nicht mehr, ist es ihm peinlich gewesen, oder hat er wütend die Praxis verlassen? (»Da gehe ich nicht mehr hin, das muss ich mir nicht sagen lassen.«) Die Praxen sollten sich auch um die Patienten kümmern, die nicht wiederkommen, und froh um jede Rückmeldung sein. Häufig sind es Missverständnisse oder Formalien. Vieles lässt sich klären, aber nur, wenn es denn überhaupt die Gelegenheit dazu gibt.

Sie als Eltern möchte ich ausdrücklich bitten, sich von Ihrem betreuenden Arzt zu verabschieden, wenn die Zeit gekommen ist. Dann können Sie ein paar abschließende Worte finden und auch die Unterlagen mitnehmen, die sonst im Archiv verdämmern und nach zehn Jahren entsorgt werden – für Kinder eine viel zu kurze Aufbewahrungszeit. Nehmen Sie es selbst in die Hand!

Drittens: Der rote Faden durch das Labyrinth der Medizin

Eng verknüpft mit der Patientenbindung ist das Problem der Lotsenfunktion, die heute im Gesundheitswesen dringend notwendig ist. Dritte, von Verwandten bis zu Nachbarn, von der Krippe über den Kindergarten bis zu den Lehrern, geben Ratschläge und raten, oft unter Umgehung des betreuenden Kinder- und Jugendarztes, zu Konsultationen von Spezialisten: Urologen beim Einnässen, Pädaudiologen bei Ungehorsam, Osteopathen bei Liegeschäden, Kinder- und Jugendpsychiatern bei Wutanfällen, Ergotherapeuten bei Unerzogenheit – die Liste lässt sich beliebig fortsetzen. Nicht selten erfährt der Arzt erst im Nachhinein von »Karrieren«, die manche der Kinder durchlaufen: Zwischen der U7a mit drei Jahren und der U8 mit vier Jahren wurden sie beschnitten, die Polypen wurden entfernt, Logopädie oder Ergotherapie wurde verordnet, es wurden Einlagen angepasst, eine Entwicklungsdiagnostik in der Frühförderstelle durchgeführt, aber der betreuende Kinder- und Jugendarzt weiß von nichts, weil er nicht gefragt wurde. Liegt da nicht ein Systemfehler vor? Oder ist es Anmaßung des Arztes zu erwarten, dass er zuerst gefragt wird? Auch im Zeitalter des Spezialistentums sollten die Einrichtungen immer wieder darum gebeten werden anzuraten, bei Auffälligkeiten stets zuerst den Kinder- und Jugendarzt aufzusuchen. Sonst weiß die eine Hand nicht, was die andere tut.

Um es noch einmal zu betonen: Was Ärzten häufig fehlt, ist eine Rückmeldung, wie sich die Dinge weiterentwickelt haben, was aus dem letzten Konsultationsgrund geworden ist – aber auch, wie eingangs gesagt, die Bereitschaft, von sich aus die eigenen Handlungen kritisch zu betrachten und nachzufragen. Dabei ist es immens wichtig: War es gut und richtig, was wir getan haben, oder musste der Patient woandershin gehen, wie ist es weiter- und ausgegangen?

Das macht den Unterschied zu einer Notfallambulanz aus, wo der behandelnde Arzt weder weiß, woher der Patient kommt, noch, wohin er geht, und auch keine weitergehende Verantwortung übernimmt. Das Problem Notdienst ist ein sehr großes und zunehmendes in der Medizin; denn im Notfall, ob wirklicher oder gefühlter, wird immer »notfallmäßig« entschieden und gehandelt, und damit oft aus vermeintlichen Sicherheitsgründen zu viel getan – etwa mit unzureichenden Mitteln Lungen-, Mittelohrentzündungen oder Harnwegsinfektionen diagnostiziert und behandelt. Der Notdienstarzt überblickt den Verlauf nicht, er kennt weder die Vorgeschichte, noch erfährt er, wie es weitergeht. Die Folgen können immens sein: unnötige weitere Diagnostik oder gar Operationen.

Viertens: Der rote Faden als durchgängiges Konzept

Auch die Praxis selbst braucht ihren roten Faden. Innere Kongruenz und Kontinuität sind nicht nur wichtig, weil Patienten sich austauschen. Ein Leitbild ist dazu ebenso vonnöten wie das heute übliche, wenn auch ungeliebte Qualitätsmanagement, das immerhin Beliebigkeiten verhindern kann. Dann weiß der Patient, woran er ist, und kann sich entweder mit dem Leitbild identifizieren oder nicht.

Eine Patientenmutter sagte mir einmal: »Sie sind ja ein guter Arzt, und ich bin immer sehr zufrieden mit Ihnen gewesen – aber ich brauche einfach mehr.« Sie konnte sich mit dem Leitbild, so wenig wie möglich zu tun, nicht anfreunden. Viele wollen heute mehr, weil es der Wachstumsideologie unserer Zeit entspricht: mehr, mehr, mehr desselben – obwohl es nicht hilft und nicht geholfen hat. So ist offensichtlich, dass viele, vielleicht die meisten Fragen des Sprechstundenalltags nicht rein »medizinisch« geklärt werden können und wir ein anderes Modell brauchen als ein mechanisches

Mensch-als-Maschine-Bild, ein Modell, das den Menschen in seinem biologischen, psychischen und sozialen Lebenszusammenhang sieht: das biopsychosoziale Menschenbild in der Medizin.

Medizin ist Beziehungssache: Die erste Grundlage jeder Behandlung ist die Beziehung, gefolgt von der Klärung des zu behandelnden Problems, und schließlich die Problembewältigung. Da es kein einheitliches kulturelles Selbstverständnis mehr gibt, müssen Entscheidungen im Zusammenhang mit der Lebenswelt der Familien gefällt werden.

Wenn man die Namensänderung unserer Mitarbeiterinnen in den letzten Jahren verfolgt, sieht man, dass aus der Sprechstundenhilfe die Arzthelferin und schließlich die medizinische Fachangestellte geworden ist. Der Sinneswandel ist vergleichbar dem Weg vom Arzt zum Mediziner. Letzterer mag Naturwissenschaftler sein, der Arzt aber ist Kultur- und Sozialwissenschaftler und weder Betriebs- noch Wirtschaftswissenschaftler. Konkret heißt das, dass wir es mit Menschen zu tun haben, nicht mit biochemisch-physikalischen Maschinen. Mit Menschen zu tun zu haben heißt, in Beziehung zu treten. »Man kann nicht nicht kommunizieren«,[32] wie der österreichisch-amerikanische Kommunikationsforscher Paul Watzlawick bemerkte. Nicht allein der Computer darf den roten Faden in der Hand behalten: Wie für die Kliniken eine Bezugspflege und eine Fallverantwortung zu fordern ist, müssen wir diese ebenso in den Praxen leisten und das aber auch als die Stärke der ambulanten Kinderheilkunde herausstellen.

Fünftens: Der rote Faden der Verbundenheit

Nach einer alten ostasiatischen Weisheit werden die Menschen zu Beginn ihres Lebens von den Göttern mit einem unsichtbaren roten Faden versehen, der sie mit allen anderen verbindet. Moderne Forschungen haben dazu verblüffende Ergebnisse geliefert. So sind Ärzte natürlich auch Menschen und den Fährnissen und Unwägbarkeiten des Lebens ausgesetzt. Und deswegen dürfen Ärzte sich betreffen lassen, nicht über den Dingen stehen und diese Gedanken der Verbundenheit auch gegenüber den Patienten aufgreifen und ihn fühlen lassen; denn die Menschlichkeit in der Heilkunst geht nicht selten mit Einzug der Wissenschaftlichkeit verloren. Statt den Menschen mehr zu geben, nimmt die moderne Medizin ihnen etwas weg: ihr eigenes Gesundheitskonzept, ihre vermeintlichen »Irrlehren«. Alles machen sie falsch. Für gesundheitliche Fragen sind nur mehr Fachleute zuständig, die Eigenverantwortlichkeit hat keinen Platz mehr. Aber bald merken die Patienten: Die moderne Medizin hat auch nicht die Lösung für alle Fragen.

Wie schon hervorgehoben wurde, ist Gesundheit keine Ware, Gesundheit kann man nicht kaufen, auf Gesundheit kann es keinen Anspruch geben, Gesundheit »geschieht«. Wenn ein übergreifendes Konzept einer »Gesundheit für alle« entwickelt werden soll, müssen Lebenswelten, Ansichten und Vorstellungen der Patienten respektiert werden. Ärzte und alle Fachkräfte im Gesundheitswesen müssen ihr Wissen weitergeben und nicht als eifersüchtig gehütetes Privileg für sich behalten. Es besteht ein grundsätzlicher Interessenkonflikt darin, dass das Gesundheitswesen von der Krankheit lebt. So wird der Patient in einem zunehmend kommerzialisierten und damit zur »Gesundheitswirtschaft« degradierten Gesundheitswesen mehr und mehr zum »Wertschöpfungsobjekt«, auf dass dem Patienten ein langes und möglichst multimorbides Leben geschenkt sei. Das ist mit dem Ziel einer Eigenverantwortlichkeit für Gesundheit unvereinbar.

Nachwort

Grenzen und Chancen der Nichtbehandlung

Die Grundhaltung dieses Buchs ist die Annahme, dass durch ein Zuviel an Eingreifen in den natürlichen Krankheitsverlauf häufig mehr Schaden als Nutzen resultiert, dass dieser Schaden aber häufig der Krankheit und nicht den Behandlungsmaßnahmen zugeschrieben wird. Die hier vertretene Devise lautet daher, so viel als möglich nichts zu tun – »to do as much nothing as possible«, wie es in dem Bestseller *House of God*[33] von Samuel Shem heißt. Übereiltes Handeln mag zwar zielgerichtet aussehen, ist aber häufig ein wildes Agieren, mit dem die Unfähigkeit ausgeglichen werden soll, eine Situation einmal auszuhalten und mit Hingabe, Aufmerksamkeit und Geduld zuzuwarten *(watchful waiting)*. Diese Haltung findet man in deutschen Lehrbüchern deutlich seltener als in der angloamerikanischen Literatur.

Dabei heißt »nichts tun« nicht, sich abzuwenden, für unzuständig zu erklären und so zu tun, als wäre nichts gewesen, und die Nöte und Sorgen zu ignorieren. Es heißt auch nicht, sich verwickeln zu lassen, sich zu blindem Handeln drängen zu lassen in eine durch Angst, Sorge und vielleicht Panik aufgepeitschte Situation. Nichts *tun* – die Betonung liegt auf »tun«, nicht auf »nichts«. Denn wenn nichts mehr zu tun ist, ist häufig gerade sehr viel zu tun.

Wir wissen das heute aus der Palliativbetreuung schwerstkranker und sterbender Menschen: Früher bestand seitens der Mediziner eher die Einstellung, zuerst einmal alles Menschenmögliche zu tun und sich dann, wenn medizinisch nichts mehr möglich war, abzuwenden mit der Bemerkung: »Wir haben alles versucht, aber jetzt können wir nichts mehr für Sie tun«, und das Feld dann der Familie oder Geistlichkeit zu überlassen. Das hat sich heute doch, wenn auch nicht überall, geändert. Gerade wenn es mit dem Ziel einer Heilung nichts mehr zu tun gibt, sind die Möglichkeiten, zu lindern, zu trösten, zu helfen, noch lange nicht versiegt, ganz im Gegenteil: Jetzt fangen die wirklichen Herausforderungen erst an. Und das überraschende, heute in vielen Beispielen immer wieder bestätigte Ergebnis ist, dass die Überlebenswahrscheinlichkeiten bei einer Palliativbetreuung oft größer sind als bei einer invasiven und aggressiven, alle Möglichkeiten auskostenden Intensivmedizin – und das bei einer ungleich besseren Lebensqualität. Denn es geht nicht um das Überleben, sondern um das Leben: nicht dem Leben mehr Tage, sondern den Tagen mehr Leben schenken.

Ich hatte eine sehr schmerzliche Erfahrung, als ich eine Intensivstation leitete. Mitten in der Notfallbehandlung einer sehr schwierigen, lebensbedrohlichen Situation sagte mir die Intensivschwester, die gleichzeitig die Pflegedienstleiterin der Station war und mit der ich den Schwerkranken betreute: »Ich habe kein Vertrauen zu Ihnen, Sie machen nicht alles.« Ich war wie vor den Kopf gestoßen: Wie soll ich mit einer Schwester, einer Stationsleitung, zusammenarbeiten, die mir so das Vertrauen entzieht? Ich schwieg, denn in der Situation konnte ich diesen Vorwurf natürlich nicht in einem ruhigen Gespräch klären. Erst als ich später in Ruhe darüber nachdachte, fiel mir die richtige Antwort ein: Ich hätte bedächtig und bestimmt antworten sollen: »Ja, es ist richtig, ich mache nicht alles. Ich bemühe mich, das zu tun, was richtig, wichtig und zweckdienlich ist – aber nicht alles.« Später, als ich mich niedergelassen hatte, kam ebendiese Schwester mit ihren Kindern zu mir und vertraute sie mir an – vielleicht gerade deswegen, weil ich nicht »alles« mache? Mir fehlte der Mut, mit ihr ein Gespräch darüber zu führen.

Im Einzelfall wird nie nachweisbar sein, ob ein Patient an der Krankheit oder an der Behandlung mehr leidet, und so bleibt es ein böser Vorwurf zu unterstellen, dass die Behandlung dem Patienten mehr geschadet hat als die Erkrankung selbst. Aber in vielen Fällen ist der Verdacht gerechtfertigt.

Bösartige Erkrankungen

Es gibt allerdings Erkrankungen, bei denen ich mich mit meiner Grundhaltung zurückziehen muss und guten Gewissens keine Alternativen anbieten kann, und dies will ich auch nicht verschweigen. Ich habe kein Konzept im Umgang mit bösartigen Erkrankungen bei Kindern. Hier kann ich nur darauf vertrauen, dass diejenigen, die die Kinder überregional in großen Studien betreuen, verantwortungsvoll handeln. Ein Einzelner kann heute nicht die Erfahrungen sammeln, die notwendig sind, um bei so seltenen Erkrankungen von sich behaupten zu dürfen, er könne sie kurieren. Daher sind Zusammenschlüsse von Spezialisten nötig und möglichst vollständige Register, um eine Vorauswahl besonders günstiger oder ungünstigerer Verläufe auszuschließen. Ich habe Hoffnung und sehe an verschiedenen Beispielen, etwa in der Behandlung bösartiger Lymphome, dass Therapien auch zurückgenommen werden, die Behandlungen weniger aggressiv sind und sich die Ergebnisse trotzdem verbessern. Früher bedeutete eine Leukämie oder ein malignes Lymphom den sicheren Tod, während heute in vielen, sogar in den allermeisten Fällen eine Heilung möglich ist. Der dafür zu zahlende Preis kann allerdings sehr hoch sein, und wir müssen die Spätauswirkungen im Auge behalten. Auch das ist nur durch sorgfältige Nachverfolgung möglich und setzt seitens der Ärzte ein Interesse und ein offenes Ohr auch für die Dinge voraus, die zunächst nicht mit der Behandlung in Zusammenhang zu sehen sind. Da Ärzte lieber handeln, als die Ergebnisse ihres Handelns zu betrachten, sind derart umfassende Nachuntersuchungen im Alltag eine Rarität, im Rahmen der Studienprotokolle zu den einzelnen Erkrankungen aber die Regel.

Ich habe es allerdings auch schon erlebt, dass mein Rat, sich bei einer Krebserkrankung doch an die offizielle und anerkannte pädiatrische Onkologie zu wenden, kein guter war: Der Patient mit einem Knochentumor wurde in eine offensichtlich falsche Risikogruppe eingeordnet und wäre fast beinamputiert worden, wenn die Mutter, eine Ärztin, sich nicht selbst eingehend belesen und die Kollegen auf ihren Irrtum aufmerksam gemacht hätte.

Immunologische Erkrankungen

Weitere Erkrankungen, bei denen ich kein anderes Konzept vertreten kann, sind immunologischer Natur, etwa immunologische Nierenerkrankungen (nephrotisches Syndrom, Glomerulonephritis), rheumatische oder sonstige Autoimmunerkrankungen. Die derzeitigen Therapien zielen darauf, die gegen den eigenen Körper gerichteten immunologischen Vorgänge so lange zu unterdrücken, bis sie sich von allein totlaufen. Dies geschieht durch hohe Dosen von Cortison und immunsuppressive Medikamente, die dann zum Teil lebenslang genommen werden müssen. Eine kausale, ursächliche Behandlung existiert nicht. Auch für diese relativ seltenen Erkrankungen gibt es heute standardisierte Behandlungsprotokolle, die die Prognose erheblich verbessert haben und davon leben, dass möglichst alle Kinder mit einer derartigen Erkrankung darin eingeschlossen werden. Daher ist eine Betreuung in entsprechenden Zentren notwendig, in der Hoffnung, dort kompetente und verantwortungsvolle Ärzte vorzufinden, die ihre Sache gut machen. Von außen beurteilen kann das oft weder der Fachmann noch der Laie; denn die Kollegen, die auf den Kongressen und in den Veröffentlichungen das Wort führen, sind meist nicht diejenigen, die die tägliche Arbeit machen und die Sprechstunden abhalten.

Ich habe viele Jahre Patienten mit chronisch immunologischen Nierenerkrankungen betreut und immer gehofft, dass sie nach der Behandlung der Ersterkrankung geheilt sind, dass neue Schübe der Erkrankung einfach nicht mehr auftreten werden, dass eine empathische Begleitung und Betreuung sie gesund werden lässt. Ich habe mich getäuscht. Viele bekamen neue Schübe, Rezidive, wie man sagt, mussten immer wieder erneut behandelt oder gar einer Dauerbehandlung über Jahre unterzogen werden. So muss ich heute erklären, dass ich diesen Patienten keine Alternative zur schulmedizinischen Behandlung anbieten kann, es wäre eine unrealistische Selbstüberschätzung, eine falsche Hoffnung, ein Betrug.

Aber neben, wegen und trotz der schulmedizinischen Behandlung brauchen diese Kinder Zuwendung, Verständnis und in allem Auf und Ab der Behandlungen eine kontinuierliche Begleitung, die sich auf ihre Krankheitsvorstellungen, die Alltagsbewältigung und die Belastungen des ganzen familiären Systems bezieht. Manches betreuende Zentrum vermag das vorbildlich zu leisten, im Alltag aber ist ein solches Zentrum doch weit weg, und es bleibt eine der Aufgaben des hausärztlich tätigen Arztes, der nicht nur Befehlsempfänger und ausführendes Organ sein will, sondern sich eine Zusammenarbeit auf Augenhöhe durchaus wünschen darf.

Das beobachtende Zuwarten

Glücklicherweise geht es bei der ganz überwiegenden Zahl der Kinder, die in den Praxen betreut werden, nicht um schwere, lebensbedrohliche Erkrankungen, wiewohl es Eltern und manchmal auch Ärzten nicht leichtfällt, dies von vornherein feststellen zu können. Und die Sorgen sind real: Handelt es sich um etwas Banales oder um etwas Schlimmes? Daher ist es, nachdem ich den englischen Begriff des »beobachtenden Zuwartens«, *watchful waiting*, eingeführt habe, zum Schluss notwendig, noch einen weiteren Begriff zu nennen, der in der angelsächsischen medizinischen Welt verbreitet ist und keine adäquate deutsche Übersetzung hat: *to reassure*, »rückversichern«. Damit ist gemeint, »wieder sicher gemacht zu werden« oder wenigstens sicherer. Bei vielen Krankheiten und Zuständen ist die wichtigste Behandlung *to reassure*: erklären, was los ist, die beschriebenen Symptome und Auffälligkeiten zu klären und zu er-klären und deren wahrscheinlichen natürlichen Verlauf zu kennen. Auf dieser Basis kann in vielen Fällen die Angst genommen und Zuversicht geschaffen werden.

Wenn zum Beispiel ein Kleinkind hohes Fieber entwickelt, dabei sehr beeinträchtigt wirkt, blass und krank aussieht, zudem die Nahrung verweigert, weil es Schmerzen im Mund hat und das Zahnfleisch düsterrot geschwollen ist, wirkt das für die Eltern sehr bedrohlich. Für den erfahrenen Kinderarzt ist es schnell klar, dass es sich hier wohl um eine beginnende Mundfäule handelt, eine Erkrankung, die zwar im Moment schlimm, aber vom Verlauf her völlig gutartig und absehbar ist. Mit dieser seiner Erfahrung kann er die Eltern beruhigen und ihnen die Sicherheit zurückgeben, dass bald alles wieder gut wird und dass das jetzt auszuhalten ist.

Ein anderes Beispiel dafür, dass es nicht immer sinnvoll und auch gar nicht nötig ist, alles sofort wissen zu wollen: Ein sieben Monate alter, bislang immer gesunder Säugling hat seit einer Stunde plötzlich hohes Fieber von 40,2 Grad. Er hat einmal erbrochen. Bei der Untersuchung sehen wir einen recht matt wirkenden Säugling mit glasigem Blick, kaum laufender Nase und sonst geringer Beeinträchtigung, insbesondere keine Nackensteifigkeit.

Würde das Kind in der Notfallaufnahme einer Klinik vorgestellt, wäre die Wahrscheinlichkeit groß, dass sogleich ein Urinauffangbeutel angeklebt wird, um den Urin zu untersuchen, dass eine Blutuntersuchung vorgenommen, ein Blutbild erstellt und das CRP bestimmt wird (C-reaktives Protein, ein Infektparameter). Der Beutelurin ergibt häufig ein zweifelhaftes Ergebnis, weil der Urin die Verunreinigungen des Urogenitalbereichs hineinspült, und das Blutbild ist uncharakteristisch »bunt«, sodass das Kind stationär aufgenommen wird. Vielleicht wird der Urinbefund eine intravenöse Behandlung auf Harnwegsinfekt induzieren – eine der häufigsten Überdiagnosen der Pädiatrie, die einer kritischen Überprüfung meist nicht standhalten, aber auch dann nicht zurückgenommen werden, wenn in einer Bakterienkultur kein Keimnachweis erfolgt. Das Ergebnis trifft ja auch erst nach ein paar Tagen ein, wenn das Kind längst wieder entlassen ist. Vielleicht wird aber auch der Trommelfellbefund die Diagnose einer Otitis vermuten lassen, mit gleichfalls antibiotischer Behandlung. Auf jeden Fall wird sich der Klinikassistent nicht die Blöße geben wollen, bei der Besprechung keine Diagnose parat zu haben, wird die Eltern weder mit dem Kind nach Hause schicken noch es einfach ins Bettchen legen, sondern an den Tropf und die Monitorüberwachung.

Wäre dieses Kind bei seinem Kinderarzt vorgestellt worden, hätte er den Eltern gesagt, dass es sich mit größter Wahrscheinlichkeit um ein beginnendes Dreitagefieber handelt. Er hätte den Eltern den natürlichen Verlauf dieser häufigsten Ursache eines Fiebers im zweiten Lebenshalbjahr erklärt, insbesondere das Auftreten eines feinfleckigen Ausschlags am Rumpf nach drei vollen Tagen. Er hätte sie gebeten, nach Ablauf dieser drei Tage wiederzukommen, falls das Kind immer noch krank und die Ursache weiter unklar sei, und seine Bereitschaft erklärt, bei Veränderungen des klinischen Zustands jederzeit ansprechbar zu sein. Ein erfahrener und vorausschauender Kinderarzt wird empathisch auf die Sorgen der Eltern mit der ersten Erkrankung ihres ersten Kindes eingehen, wird versuchen, ihnen Sicherheit im Umgang mit dem kranken Kind und dem Symptom »Fieber« zu geben und, wenn die Eltern dazu noch aufnahmefähig sind, ihnen jetzt schon erklären, dass die anstrengendste Zeit die Genesungszeit sein wird, nachdem die Krankheit eigentlich schon abgeklungen ist. Denn oft kommen Eltern mit ihrem gesundenden, aber unleidigen und quengeligen Kind wieder, weil sie das Gefühl haben, irgendetwas »stimme nicht«.

Eine der großen Stärken der ambulanten Medizin ist der Faktor Zeit. Im Gegensatz zum Krankenhausarzt, der glaubt, unter dem Druck zu stehen, sofort eine Diagnose stellen zu müssen, kann der niedergelassene Arzt sich die Frage stellen: Was kann passieren, wenn ich erst einmal abwarte? Viele Symptome, viele Krankheiten erklären sich von allein durch den Verlauf oder entaktualisieren sich, sodass man am Ende konstatiert: viel Lärm um nichts.

Die Vorstellung, alles immer sofort wissen zu wollen, führt zur Überdiagnostik und damit häufig zu folgender Übertherapie und kann dennoch keine befriedigende Antwort geben, weil diese sich erst aus dem Verlauf ergibt. Ein Zentrum der Maximalversorgung, wie sie in der Regel eine Kinderklinik heute darstellt, wird sich dennoch nicht mit einem *wait and see* (»Abwarten und Zusehen«) zufriedengeben. Und so entsteht ein Teufelskreis: Die Ärzte in der Ausbildung lernen die Medizin genauso kennen, wie sie sie später auch praktizieren. Und Diagnosen, die einmal gestellt sind, bleiben kleben: Ein Harnwegsinfekt beim Säugling rechtfertigt immer eine weitergehende Diagnostik, kommt eine Mittelohrentzündung zur anderen, führt es irgendwann zu HNO-ärztlichen Eingriffen.

So wiederhole ich die Frage: Was kann schlimmstenfalls passieren, wenn ich jetzt nichts mache, sondern abwarte? Sehr häufig lautet die Antwort darauf: nichts Schlimmes. Die Gefahr, dem kleinen Patienten durch Überdiagnostik und Übertherapie zu schaden, schätze ich heute weit höher ein als die Gefahr, etwas zu übersehen, sofern ich mich nach bestem Wissen und Gewissen sorgfältig mit dem Patienten beschäftigt habe. Hiermit sind nicht nur die körperlichen, sondern auch die seelischen Gefahren gemeint: so die wachsende Angst der Eltern bei aufregenden Diagnosestellungen mit der Rückwirkung auf eine unbelastete Eltern-Kind-Beziehung oder die späteren, sich aus vorschnell gestellten Diagnosen ergebenden Konsequenzen.

Die Ärzte, besonders die Kinder- und Jugendärzte, sollten sich der großen Verantwortung dafür bewusst sein, dass sie die Weichen fürs Leben stellen, wie die ihnen anvertraute oder ausgelieferte nächste Generation in Zukunft mit Gesundheitsfragen umgeht. Sie müssen gemeinsam mit dem Patienten und seiner Familie Verantwortung übernehmen und den roten Faden entweder selbst in die Hand nehmen oder an geeignetere Hände übergeben. Es ist ihre Aufgabe, Dramatisierungen an sich harmloser Symptome und Erkrankungen zu unterlassen und auch die Risiken einer Behandlung zu kommunizieren. Hierbei ist es notwendig, mit Zahlen und Statistiken korrekt umzugehen. Maßnahmen, die nur getroffen werden, um sich nicht juristisch anfeinden zu lassen (Defensivmedizin), haben zu unterbleiben. Die vielfältigen Interessenskonflikte müssen nicht nur bedacht, sondern auch offengelegt werden. Und jenseits kurzfristiger Erfolge sollten die längerfristigen Folgen betrachtet werden: Eine Mentalität nach dem Motto »Operation geglückt, Patient tot« kann keine Lösung sein. Nicht Ängste schüren, sondern Ängste zu nehmen ist die wichtigste Aufgabe eines verantwortungsbewussten Kinderarztes.

So beschließe ich das Buch mit unserem Leitbild »Natura sanat, medicus curat«:

Wir sind der Überzeugung, dass das, was den Menschen gesund erhält und ihm Krankheiten zu bekämpfen hilft, seine eigene innere Kraft, die Lebenskraft, ist.

Wir bemühen uns, diese Selbstheilungskraft zu stärken und störende Faktoren körperlicher, seelischer oder sozialer Art zu erkennen und zu mildern.

Voreilig und unbedacht gegebene Medikamente lehnen wir ebenso wie unüberlegte chirurgische Maßnahmen ab, da vermeintlich rasche Problemlösungen noch keine Heilung darstellen.

Wir sehen uns als unabhängige Ratgeber und als »Anwalt des Kindes«.

Wir wollen Kinder schützen: vor Krankheit, vor Gewalt, vor kinderfeindlichen Lebensbedingungen, aber auch vor unnötigen medizinischen Maßnahmen und vor den wachsenden Ansprüchen einer allumfassenden »Medikalisierung«.

Wir wollen Eltern helfen, ihre Kinder zu verstehen, und den Kindern und Jugendlichen, ihren Platz im Leben zu finden.

Danksagung

Ich danke den Kindern, die ich all die Jahre betreuen durfte, und ihren Eltern, die sie mir anvertraut haben. In zehn Jahre Klinik und 25 Jahren Praxis durfte ich Tag für Tag mit jungen und sehr jungen Menschen zusammen sein und habe mit und von ihnen viel gelernt.

Ich danke meinen Kolleginnen und Kollegen in Klinik und Praxis, mit denen ich in all den Jahren in unterschiedlichen Funktionen zu tun hatte, vom Schüler bis zum Lehrer, viele sind mir unvergesslich und haben mich nachhaltig geprägt. Besonders herzlich danke ich denjenigen, die es in der letzten Zeit neben ihrer Arbeit auf sich genommen haben, sich mit meinem Manuskript auseinanderzusetzen, und bin ihnen für mancherlei Anregungen, kritische Bemerkungen und Richtigstellungen dankbar. Nur wenige fanden sich dazu bereit, denen ich umso mehr zu Dank verpflichtet bin.

Ich danke meinem Vater, der mich früh den Unterschied zwischen »Arzt« und »Mediziner« gelehrt hat, meiner Mutter, die dem Arztberuf sehr kritisch gegenüberstand, und meiner Frau, die in der Medizin andere Wege gegangen ist und mich in diese eingeführt hat.

Ich danke meinen Kindern, an denen ich aus Elternsicht Erfahrungen in gesunden und kranken Tagen gewinnen konnte, und in eigener Anschauung erleben konnte, was für einen Unterschied es macht, Tag und Nacht am Krankenbett zu stehen oder in punktuellen Begegnungen einen Krankheitsverlauf distanziert zu betrachten.

Ich danke dem Kösel-Verlag und seinem Lektorat, die dieses Buchprojekt unterstützt, begleitet und optimiert haben, und das Wagnis eingehen wollten, es zu veröffentlichen.

Anmerkungen

1. Vgl. Dieter Beck: *Krankheit als Selbstheilung*, Suhrkamp, Frankfurt am Main 1985.
2 Viktor von Weizsäcker: *Körpergeschehen und Neurose*, Klett, Stuttgart 1947.
3 Beck, a. a. O., S. 47.
4 Georg Groddeck: *Die Natur heilt*, Fischer, Frankfurt am Main, 1984, Einleitung (1913).
5 Zitiert nach https://de.wikiquote.org/wiki/Kurt_Marti, abgerufen am 22.3.2017.
6 Eugen Bleuler: *Das undiszipliniert-autistische Denken in der Medizin und seine Überwindung*, Springer, Berlin/Heidelberg, 5. Aufl. 1962, S. 17.
7 Zitiert nach Stephan Heinrich Nolte: »Konzepte statt Rezepte – Zwischen therapeutischem Nihilismus und Übertherapie«, *Hessisches Ärzteblatt* 59/1998, S. 190 f.
8 Stiftung Warentest: »Hinweise ja, Beweise nein«, *Test* 7/2009, S. 88–91.
9 Samuel Hahnemann: *Organon der Heilkunst*, Narayana, Kandern 2011 (Nachdruck der 6. Aufl.).
10 Zitiert nach https://www.thieme-connect.com/products/ejournals/html/10.1055/s-0029-1242558?lang=de.
11 Vgl. Hahnemann, a. a. O., § 150.
12 Richard B. Goldbloom: *A Lucky Life*, Formac, Halifax 2013, S. 135.
13 IMCI: Integrated Management of Childhood Illness, WHO 2008.
14 R. Prymula et al.: »Effect of prophylactic paracetamol administration at time of vaccination on febrile reactions and antibody responses in children: two open-label, randomised controlled trials«, *The Lancet* 374/2009, S. 1339–1350.
15 H. Coley Nauts: *The beneficial effects of bacterial infections on host resistance to cancer. End results in 449 patients. 2nd Edition*, Cancer Research Institute, New York 1980.
16 H. Merskey et al.: *Classification of Chronic Pain*, IASP Task Force on Taxonomy, IASP Press, Seattle 1994.
17 Irene Moor et al.: »Trends in social inequalities in adolescent health complaints from 1994 to 2010 in Europe, North America and Israel: The HBSC study«, *European Journal of Public Health* 25(2)/2015, S. 57–60.
18 Veronika Ottova-Jordan et al.: »Trends in health complaints from 2002 to 2010 in 34 countries and their association with health behaviours and social context factors at individual and macro-level«, *European Journal of Public Health* 25(2)/2015, S. 83–89.
19 Statistisches Bundesamt: *Todesursachen in Deutschland* 2015, Fachserie 12, Reihe 4, 10.3.2017, S. 36.
20 G. Ellsäßer: *Unfälle, Gewalt, Selbstverletzung bei Kindern und Jugendlichen 2014. Ergebnisse der amtlichen Statistik zum Verletzungsgeschehen* 2012, Fachbericht, Statistisches Bundesamt (Hrsg.), Wiesbaden 2014.

21 Vgl. https://www.destatis.de/DE/ZahlenFakten/GesellschaftStaat/Gesundheit/Todesursachen/Tabellen/Sterbefaelle_Suizid_ErwachseneKinder.html, abgerufen am 15.4.2017.

22 Ernest Legouvé: *Nos filles et nos fils*, Hetzel, Paris 1885, S. 302.

23 *DGPI-Handbuch Infektionen bei Kindern und Jugendlichen*, Stuttgart, 5. Aufl. 2009.

24 *DGPI-Handbuch Infektionen bei Kindern und Jugendlichen*, Stuttgart, 6. Aufl. 2013, S. 513.

25 Modifiziert nach M. S. Parmar: »We do things because«, Rapid Response, *British Medical Journal*, 1.3.2004.

26 T. L. Beauchamp und J. F. Childress: *Principles of Biomedical Ethics*, Oxford University Press, Oxford 2001.

27 Hans-Peter Beck-Bornholdt und Hans-Hermann Dubben: *Der Schein der Weisen. Irrtümer und Fehlurteile im täglichen Leben*, Rowohlt, Reinbek bei Hamburg 2003.

28 Zitiert nach https://de.wikiquote.org/wiki/Benjamin_Franklin.

29 Vgl. Freiherr Ernst von Feuchtersleben: *Zur Diätetik der Seele*, C. Armbruster, Wien 1838.

30 Immanuel Kant: *Von der Macht des Gemüts durch den bloßen Vorsatz seiner krankhaften Gefühle Meister zu sein*, Philipp Reclam, Leipzig o. J. (um 1900).

31 Stephan Heinrich Nolte: »Der ›rote Faden‹ in der Kinder- und Jugendarztpraxis«, *Pädiatrische Praxis* 82/2014, S. 355–358

32 Vgl. zum Beispiel www.paulwatzlawick.de/axiome.html.

33 Samuel Shem: *House of God*, Droemer Knaur, München 1998.

Stichwortverzeichnis